So stärken Sie das Immunsystem auf natürliche Weise

Der ultimative Leitfaden zur Vorbeugung und Behandlung häufiger Krankheiten

DR. J. K. EVANS

Inhaltsverzeichnis

Einführung

Was ist das Immunsystem und warum ist es wichtig?

Das Immunsystem ist ein komplexes Netzwerk aus Zellen, Geweben, Organen und Molekülen, das den Körper vor schädlichen Eindringlingen wie Bakterien, Viren, Parasiten und Toxinen schützt. Das Immunsystem ist für unser Überleben von entscheidender Bedeutung, da es uns bei der Bekämpfung von Infektionen und Krankheiten hilft und außerdem unsere allgemeine Gesundheit und unser Wohlbefinden erhält.

Es gibt zwei Hauptarten von Immunsystemen in unserem Körper: das angeborene Immunsystem und das adaptive Immunsystem. Das angeborene Immunsystem ist die erste Verteidigungslinie und reagiert schnell und umfassend auf jede fremde Substanz oder jeden fremden Organismus. Das angeborene Immunsystem umfasst physische Barrieren (wie Haut und Schleimhäute), chemische Barrieren (wie Speichel und Magensäure) und zelluläre Komponenten (wie natürliche Killerzellen und Makrophagen).

Das adaptive Immunsystem ist die zweite Verteidigungslinie und reagiert langsamer und spezifischer auf ein bestimmtes Antigen. Das adaptive Immunsystem umfasst die Produktion von Antikörpern und Gedächtniszellen, die dasselbe Antigen erkennen und in Zukunft eliminieren können.

Das Immunsystem ist wichtig, denn es hilft uns, Infektionen und Krankheiten vorzubeugen und uns davon zu erholen, die andernfalls zu schweren Schäden oder sogar zum Tod führen können. Das Immunsystem spielt auch bei anderen Aspekten unserer Gesundheit eine Rolle, beispielsweise bei der Wundheilung, Entzündungen, Allergien, Autoimmunität und Krebs. Ein gesundes Immunsystem kann die Immunantworten ausgleichen und übermäßige oder unangemessene Reaktionen vermeiden, die das körpereigene Gewebe schädigen können. Daher ist es wichtig, sich um unser

Immunsystem zu kümmern und seine optimale Funktion
zu unterstützen.

Welche Komponenten beeinflussen das Immunsystem?

Das Immunsystem wird von vielen inneren und äußeren
Faktoren beeinflusst, die seine Funktion entweder
verstärken oder beeinträchtigen können. Einige der
Faktoren, die das Immunsystem beeinflussen, sind:

Alter: Das Immunsystem verändert sich mit
zunehmendem Alter und lässt mit zunehmendem Alter
tendenziell nach. Dies macht uns anfälliger für
Infektionen und Krankheiten und verringert zudem die
Wirksamkeit von Impfstoffen und Medikamenten.
Allerdings können sich einige Aspekte des
Immunsystems, wie etwa Gedächtniszellen und

Antikörper, mit zunehmendem Alter und Erfahrung verbessern.

Genetik: Das Immunsystem wird teilweise von unseren Eltern geerbt und variiert je nach Individuum und Population. Manche Menschen weisen genetische Mutationen oder Variationen auf, die sie mehr oder weniger anfällig für bestimmte Immunerkrankungen wie Allergien, Autoimmunerkrankungen oder Immundefekte machen.

Stress: Stress kann je nach Art, Dauer und Intensität des Stressors sowohl positive als auch negative Auswirkungen auf das Immunsystem haben. Kurzfristiger Stress kann das Immunsystem stärken, indem er die Kampf-oder-Flucht-Reaktion aktiviert, die die Produktion von Adrenalin und Cortisol erhöht. Chronischer oder langfristiger Stress kann jedoch das Immunsystem schwächen, indem er die Anzahl und Aktivität der Immunzellen verringert und das Risiko von Entzündungen und Infektionen erhöht.

Schlafen: Schlaf ist für das Immunsystem unerlässlich, da er dabei hilft, den zirkadianen Rhythmus zu regulieren, der die Produktion und Freisetzung von

Immunzellen und -molekülen beeinflusst. Schlafmangel oder schlechte Schlafqualität können das Immunsystem beeinträchtigen, indem sie die Anzahl und Funktion natürlicher Killerzellen, T-Zellen und B-Zellen verringern und die Konzentration entzündungsfördernder Zytokine erhöhen. Dies kann uns anfälliger für Infektionen und Krankheiten machen und auch die Reaktion auf Impfstoffe und Behandlungen beeinträchtigen.

Übung: Sport kann je nach Häufigkeit, Intensität und Dauer der körperlichen Aktivität sowohl positive als auch negative Auswirkungen auf das Immunsystem haben. Moderate Bewegung kann das Immunsystem stärken, indem sie die Zirkulation von Immunzellen steigert, das Lymphsystem verbessert und Stress und Entzündungen reduziert. Übermäßiges oder anstrengendes Training kann jedoch das Immunsystem schwächen, indem es Gewebeschäden verursacht, den Cortisolspiegel erhöht und Energie und Nährstoffe verbraucht.

Diät: Die Ernährung kann einen erheblichen Einfluss auf das Immunsystem haben, da sie die Nährstoffe und

Energie liefert, die die Immunzellen benötigen, um richtig zu funktionieren. Eine ausgewogene Ernährung, die eine Vielzahl von Obst, Gemüse, Vollkornprodukten, magerem Eiweiß, gesunden Fetten und Probiotika umfasst, kann das Immunsystem stärken, indem sie Antioxidantien, Vitamine, Mineralien und andere sekundäre Pflanzenstoffe bereitstellt, die die Immunantworten modulieren und vor oxidativem Stress schützen können und Entzündungen. Eine schlechte Ernährung mit einem hohen Anteil an verarbeiteten Lebensmitteln, raffiniertem Zucker, gesättigten Fetten und Alkohol kann jedoch das Immunsystem schwächen und zu Nährstoffmangel, Dysbiose, Fettleibigkeit und Stoffwechselstörungen führen.

Umwelt: Auch die Umwelt kann das Immunsystem beeinflussen, da sie uns verschiedenen Faktoren aussetzt, die das Immunsystem entweder stimulieren oder herausfordern können. Zu den Umweltfaktoren, die das Immunsystem beeinflussen, gehören:

Temperatur: Die Temperatur kann das Immunsystem beeinflussen, indem sie die Aktivität und das Überleben von Immunzellen und Krankheitserregern beeinflusst. Kalte Temperaturen können die Durchblutung und Schleimproduktion verringern, was das angeborene Immunsystem schwächen und das Risiko von Atemwegsinfektionen erhöhen kann. Allerdings können kalte Temperaturen auch das adaptive Immunsystem stimulieren, indem sie die Produktion von Antikörpern und Gedächtniszellen steigern. Heiße Temperaturen können die Durchblutung und das Schwitzen steigern, was dabei helfen kann, Giftstoffe und Krankheitserreger auszuschwemmen. Heiße Temperaturen können jedoch auch zu Dehydrierung, Hitzestress und Entzündungen führen, die das Immunsystem schwächen können.

Sonnenlicht: Sonnenlicht kann das Immunsystem beeinflussen, indem es ultraviolette (UV) Strahlung und Vitamin D liefert. UV-Strahlung kann je nach Dosis und Dauer der Exposition sowohl positive als auch negative Auswirkungen auf das Immunsystem haben.

Niedrige Dosen UV-Strahlung können das Immunsystem stimulieren, indem sie die Produktion natürlicher Killerzellen, T-Zellen und Zytokine steigern. Allerdings können hohe Dosen UV-Strahlung das Immunsystem schwächen, indem sie die DNA schädigen und Hautkrebs verursachen. Vitamin D kann auch das Immunsystem modulieren, indem es die Differenzierung und Funktion von Immunzellen reguliert und die antimikrobielle Aktivität von Makrophagen und Epithelzellen verstärkt.

Verschmutzung: Umweltverschmutzung kann das Immunsystem beeinträchtigen, indem sie verschiedene Chemikalien und Partikel einbringt, die Immunreaktionen auslösen oder verschlimmern können. Luftverschmutzung, Wasserverschmutzung, Bodenverschmutzung und Lärmbelästigung können das Immunsystem beeinträchtigen, indem sie oxidativen Stress, Entzündungen, Allergien, Asthma und Autoimmunerkrankungen verursachen. Umweltverschmutzung kann auch die Exposition und Anfälligkeit für Infektionserreger wie Bakterien, Viren und Pilze erhöhen.

Welche Vorteile hat ein starkes Immunsystem?

Ein starkes Immunsystem ist aus vielen Gründen von Vorteil, wie zum Beispiel:

Es hilft, Infektionen und Krankheiten vorzubeugen und abzuwehren, die sonst zu schwerwiegenden Komplikationen oder sogar zum Tod führen können. Ein starkes Immunsystem kann schädliche Eindringlinge wie Bakterien, Viren, Parasiten und Toxine erkennen und beseitigen, bevor sie das Gewebe und die Organe des Körpers schädigen können. Ein starkes Immunsystem kann auch die Schwere und Dauer der Symptome verringern und den Genesungsprozess beschleunigen.

Es trägt dazu bei, das Gleichgewicht und die Harmonie der Körpersysteme und -funktionen aufrechtzuerhalten, die andernfalls durch Immunstörungen gestört werden könnten. Ein starkes Immunsystem kann die Immunreaktionen regulieren und übermäßige oder unangemessene Reaktionen vermeiden, die körpereigene

Zellen und Gewebe schädigen können. Ein starkes Immunsystem kann auch Immunerkrankungen wie Allergien, Asthma, Autoimmunerkrankungen und Immunschwächen vorbeugen oder behandeln, die die Lebensqualität und das Wohlbefinden der betroffenen Personen beeinträchtigen können.

Es trägt dazu bei, die allgemeine Gesundheit und das Wohlbefinden von Körper und Geist zu unterstützen, die andernfalls durch Immunprobleme beeinträchtigt werden könnten. Ein starkes Immunsystem kann vor oxidativem Stress und Entzündungen schützen, die zu Alterung und chronischen Krankheiten beitragen können. Ein starkes Immunsystem kann auch die Stimmung und die Kognition verbessern, die durch Immunfaktoren wie Zytokine und Neurotransmitter beeinflusst werden können. Ein starkes Immunsystem kann auch die Reaktion auf Impfstoffe und Medikamente verbessern, was die Wirksamkeit und Sicherheit der Behandlungen erhöhen kann.

Wie können Naturheilmittel dabei helfen, das Immunsystem zu stärken?

Naturheilmittel sind Substanzen oder Praktiken, die aus der Natur stammen und heilende oder vorbeugende Eigenschaften haben.

Natürliche Heilmittel können zur Stärkung des Immunsystems beitragen, indem sie Nährstoffe, Antioxidantien, entzündungshemmende Wirkstoffe, antimikrobielle Wirkstoffe und immunmodulatorische Wirkstoffe bereitstellen, die die Funktion und das Gleichgewicht der Immunzellen und -moleküle verbessern können. Einige Beispiele für natürliche Heilmittel, die zur Stärkung des Immunsystems beitragen können, sind:

Honig: Honig ist eine süße Flüssigkeit, die von Bienen aus dem Nektar von Blüten hergestellt wird. Honig hat antibakterielle, antivirale, antimykotische und entzündungshemmende Eigenschaften, die bei der Bekämpfung von Infektionen und der Reduzierung von

Entzündungen helfen können. Honig enthält außerdem Enzyme, Vitamine, Mineralien und sekundäre Pflanzenstoffe, die das Immunsystem unterstützen können. Honig kann roh verzehrt oder zu Tee, Wasser oder anderen Getränken hinzugefügt werden. Allerdings sollte Honig Kindern unter einem Jahr nicht verabreicht werden, da er Sporen eines Bakteriums enthalten kann, das Botulismus, eine schwere Erkrankung des Nervensystems, verursachen kann.

Knoblauch: Knoblauch ist eine Zwiebelpflanze, die zur Familie der Zwiebeln gehört. Knoblauch hat antimikrobielle, antivirale, antimykotische und entzündungshemmende Eigenschaften, die zur Vorbeugung und Behandlung von Infektionen und Krankheiten beitragen können.

Knoblauch enthält außerdem Allicin, eine Verbindung, die das Immunsystem stimulieren kann, indem sie die Aktivität natürlicher Killerzellen, Makrophagen und Lymphozyten erhöht. Knoblauch kann roh oder gekocht verzehrt oder als Nahrungsergänzungsmittel eingenommen werden. Allerdings kann Knoblauch mit einigen Medikamenten wie Blutverdünnern interagieren und Blutungen oder Blutergüsse verursachen. Knoblauch kann bei manchen Menschen auch Mundgeruch, Verdauungsstörungen oder allergische Reaktionen hervorrufen.

Ingwer: Ingwer ist ein Rhizom oder eine Wurzel, die häufig als Gewürz und Arzneimittel verwendet wird. Ingwer hat entzündungshemmende, antivirale, antimykotische und antioxidative Eigenschaften, die helfen können, Entzündungen zu reduzieren, Infektionen zu bekämpfen und vor oxidativem Stress zu schützen. Ingwer enthält außerdem Gingerole, Shogaole und Paradole, Verbindungen, die das Immunsystem modulieren können, indem sie die Produktion und Freisetzung von Zytokinen, Chemokinen und Immunglobulinen regulieren. Ingwer kann frisch, getrocknet, pulverisiert oder als Tee, Saft oder Öl verzehrt werden. Allerdings kann Ingwer bei manchen Menschen Sodbrennen, Übelkeit oder Durchfall verursachen und mit einigen Medikamenten wie Blutverdünnern interagieren und das Blutungsrisiko erhöhen.

Kurkuma: Kurkuma ist ein Gewürz, das aus der Wurzel einer Pflanze gewonnen wird, die zur Familie der Ingwergewächse gehört. Kurkuma hat entzündungshemmende, antioxidative, antivirale und antibakterielle Eigenschaften, die helfen können, Entzündungen zu reduzieren, Infektionen zu bekämpfen und vor oxidativem Stress zu schützen. Kurkuma enthält außerdem Curcumin, eine Verbindung, die das Immunsystem modulieren kann, indem sie die Aktivierung des Kernfaktors Kappa B (NF-κB) hemmt, eines Transkriptionsfaktors, der die Expression von Genen reguliert, die an Entzündungen, Immunität und Zellüberleben beteiligt sind. Kurkuma kann Lebensmitteln, Getränken oder Nahrungsergänzungsmitteln zugesetzt werden. Allerdings kann Kurkuma bei manchen Menschen Magenbeschwerden, Durchfall oder allergische Reaktionen hervorrufen und mit einigen Medikamenten wie Blutverdünnern interagieren und die Wahrscheinlichkeit von Blutungen erhöhen.

Echinacea: Echinacea ist ein Kraut, das in Nordamerika und Europa heimisch ist. Echinacea verfügt über immunstimulierende, entzündungshemmende, antivirale und antibakterielle Eigenschaften, die zur Stärkung des Immunsystems beitragen können, indem sie die Anzahl und Aktivität von Immunzellen wie natürlichen Killerzellen, Makrophagen und Lymphozyten erhöhen. Echinacea kann auch zur Vorbeugung und Behandlung von Erkältungen, Grippe und Atemwegsinfektionen beitragen, indem es die Schwere und Dauer der Symptome verringert. Echinacea kann als Tee, Extrakt oder Kapsel eingenommen werden. Allerdings kann Echinacea allergische Reaktionen hervorrufen, insbesondere bei Menschen, die gegen Pflanzen derselben Familie, wie Ambrosia, Chrysanthemen, Ringelblumen und Gänseblümchen, allergisch sind. Echinacea kann auch mit einigen Medikamenten wie Immunsuppressiva interagieren und deren Wirksamkeit verringern.

Kapitel 1: Ernährung und Immunität

Wie beeinflusst die Ernährung das Immunsystem?

Die Ernährung ist einer der wichtigsten Faktoren, die das Immunsystem beeinflussen, da sie die Nährstoffe und Energie liefert, die die Immunzellen benötigen, um richtig zu funktionieren. Die Ernährung kann das Immunsystem auf verschiedene Weise beeinflussen, wie zum Beispiel:

Unterstützung der Entwicklung und Aufrechterhaltung der Immunzellen und -moleküle: Das Immunsystem besteht aus verschiedenen Arten von Zellen und Molekülen, wie z. B. natürlichen Killerzellen, Makrophagen, Lymphozyten, Antikörpern, Zytokinen und Komplementproteinen, die zusammenarbeiten, um den Körper davor zu schützen schädliche Eindringlinge.

Diese Zellen und Moleküle benötigen verschiedene Nährstoffe wie Proteine, Aminosäuren, Fettsäuren, Vitamine, Mineralien und Antioxidantien, um sie zu synthetisieren, zu differenzieren, zu vermehren und zu aktivieren. Ein Mangel oder Überschuss an diesen Nährstoffen kann das Immunsystem beeinträchtigen, indem die Anzahl und Funktion der Immunzellen und -moleküle verringert und das Risiko von Infektionen und Krankheiten erhöht wird.

Modulation der Immunantworten und des Gleichgewichts: Das Immunsystem kann abhängig von der Art und Schwere der Bedrohung verschiedene Arten von Reaktionen hervorrufen, z. B. angeborene, adaptive, humorale, zelluläre, entzündliche und entzündungshemmende Reaktionen. Diese Reaktionen müssen ausbalanciert und reguliert werden, um übermäßige oder unangemessene Reaktionen zu vermeiden, die das körpereigene Gewebe und die Organe schädigen können. Die Ernährung kann das Immunsystem modulieren, indem sie Nährstoffe wie Omega-3-Fettsäuren, Probiotika, Präbiotika und sekundäre Pflanzenstoffe bereitstellt, die die Produktion und Freisetzung von Immunzellen und -molekülen beeinflussen und die Immunreaktionen und das Gleichgewicht verstärken oder unterdrücken können.

Schutz vor oxidativem Stress und Entzündungen: Oxidativer Stress und Entzündungen sind Prozesse, bei denen reaktive Sauerstoffspezies (ROS) und entzündungsfördernde Zytokine erzeugt und angesammelt werden, die Zellen und Gewebe schädigen und zur Alterung und zu chronischen Krankheiten beitragen können. Das Immunsystem kann vor oxidativem Stress und Entzündungen schützen, indem es Antioxidantien und entzündungshemmende Wirkstoffe wie Glutathion, Superoxiddismutase, Katalase und Interleukin-10 produziert, die ROS und Zytokine neutralisieren oder reduzieren können. Die Ernährung kann vor oxidativem Stress und Entzündungen schützen, indem sie Nährstoffe wie Vitamin C, Vitamin E, Selen, Zink und Polyphenole bereitstellt, die als Antioxidantien und entzündungshemmende Mittel wirken und das Immunsystem bei der Bekämpfung von oxidativem Stress und Entzündungen unterstützen können .

Was sind die wesentlichen Nährstoffe für die Gesundheit des Immunsystems?

Das Immunsystem ist ein komplexes Netzwerk aus Zellen, Geweben, Organen und Molekülen, das den Körper vor schädlichen Eindringlingen wie Bakterien, Viren, Parasiten und Toxinen schützt.

Das Immunsystem ist für unser Überleben von entscheidender Bedeutung, da es uns bei der Bekämpfung von Infektionen und Krankheiten hilft und außerdem unsere allgemeine Gesundheit und unser Wohlbefinden erhält.

Um richtig zu funktionieren, benötigt das Immunsystem verschiedene Nährstoffe und Energie, die über Nahrungsmittel, Getränke oder Nahrungsergänzungsmittel aufgenommen werden können. Einige der essentiellen Nährstoffe für die Gesundheit des Immunsystems sind:

Eiweiß: Protein ist der Baustein der Immunzellen und -moleküle wie Antikörper, Zytokine und Komplementproteine. Protein hilft auch bei der Reparatur beschädigter Gewebe und Organe nach einer Infektion oder Verletzung. Protein kann aus tierischen Quellen wie Fleisch, Eiern, Milchprodukten und Fisch oder aus pflanzlichen Quellen wie Bohnen, Nüssen, Samen und Soja gewonnen werden. Für Erwachsene beträgt die empfohlene Tagesdosis (RDA) an Protein 0,8 Gramm pro Kilogramm Körpergewicht.

Aminosäuren: Aminosäuren sind Bestandteile von Proteinen und einige von ihnen spielen eine spezifische Rolle im Immunsystem. Glutamin ist beispielsweise eine Brennstoffquelle für die Immunzellen, insbesondere die Lymphozyten und Makrophagen. Arginin ist an der Produktion von Stickstoffmonoxid beteiligt, das antimikrobielle und entzündungshemmende Wirkungen hat. Cystein ist eine Vorstufe von Glutathion, einem starken Antioxidans, das die Immunzellen vor oxidativem Stress schützt. Aminosäuren können aus proteinreichen Lebensmitteln oder aus

Nahrungsergänzungsmitteln wie L-Glutamin, L-Arginin und N-Acetylcystein (NAC) gewonnen werden.

Fettsäuren: Fettsäuren sind Bestandteile von Fetten und einige von ihnen haben wichtige Funktionen im Immunsystem. Beispielsweise können Omega-3-Fettsäuren wie Eicosapentaensäure (EPA) und Docosahexaensäure (DHA) das Immunsystem modulieren, indem sie die Produktion entzündungsfördernder Zytokine reduzieren und die Aktivität natürlicher Killerzellen und Makrophagen steigern. Omega-6-Fettsäuren wie Arachidonsäure (AA) und Gamma-Linolensäure (GLA) können auch das Immunsystem modulieren, indem sie das Gleichgewicht zwischen entzündungsfördernden und entzündungshemmenden Reaktionen regulieren.

Fettsäuren können aus Lebensmitteln wie Fisch, Leinsamen, Walnüssen und Pflanzenölen oder aus Nahrungsergänzungsmitteln wie Fischöl, Leinsamenöl und Nachtkerzenöl gewonnen werden.

Vitamine: Vitamine sind organische Verbindungen, die für die normale Funktion des Immunsystems unerlässlich sind. Einige der Vitamine, die für die Gesundheit des Immunsystems wichtig sind, sind:

Vitamin A: Vitamin A ist an der Entwicklung und Aufrechterhaltung der Schleimhautbarrieren wie der Haut sowie der Atemwege, des Magen-Darm-Trakts und des Urogenitaltrakts beteiligt, die die erste Verteidigungslinie gegen Krankheitserreger darstellen. Vitamin A reguliert auch die Differenzierung und Funktion von Immunzellen wie natürlichen Killerzellen, Makrophagen und Lymphozyten. Vitamin A kann aus tierischen Quellen wie Leber, Eiern, Milchprodukten und Fisch oder aus pflanzlichen Quellen wie Karotten, Süßkartoffeln, Spinat und Mangos gewonnen werden. Die empfohlene Tagesdosis für Vitamin A beträgt 900 Mikrogramm für Männer und 700 Mikrogramm für Frauen pro Tag.

Vitamin C: Vitamin C ist ein starkes Antioxidans, das die Immunzellen vor oxidativem Stress schützen und ihre Aktivität steigern kann. Vitamin C stimuliert auch die Produktion und Funktion von Immunzellen und -molekülen wie natürlichen Killerzellen, Makrophagen,

Lymphozyten, Antikörpern und Zytokinen. Vitamin C kann auch zur Vorbeugung und Behandlung von Infektionen und Krankheiten wie Erkältungen, Grippe und Lungenentzündung beitragen, indem es die Schwere und Dauer der Symptome verringert. Vitamin C kann aus Obst und Gemüse wie Zitrusfrüchten, Beeren, Kiwi, Brokkoli und Paprika gewonnen werden. Die empfohlene Tagesdosis für Vitamin C beträgt 90 Milligramm für Männer und 75 Milligramm für Frauen pro Tag.

Vitamin-D: Vitamin D ist ein Hormon, das das Immunsystem modulieren kann, indem es die Expression von Genen reguliert, die an Immunität, Entzündungen und Zellüberleben beteiligt sind. Vitamin D steigert außerdem die antimikrobielle Aktivität von Makrophagen und Epithelzellen und hemmt die Proliferation und Aktivierung von Immunzellen wie T-Zellen und B-Zellen. Vitamin D kann auch zur Vorbeugung und Behandlung von Immunstörungen wie Autoimmunerkrankungen, Allergien und Asthma beitragen, indem es die Immuntoleranz und das Gleichgewicht aufrechterhält. Vitamin D kann durch

Sonneneinstrahlung, aus Lebensmitteln wie fettem Fisch, Eigelb, Pilzen und angereicherten Lebensmitteln oder aus Nahrungsergänzungsmitteln gewonnen werden. Die empfohlene Tagesdosis für Vitamin D beträgt 15 Mikrogramm für Erwachsene unter 70 Jahren und 20 Mikrogramm für Erwachsene über 70 Jahre.

Vitamin E: Vitamin E ist ein weiteres Antioxidans, das die Immunzellen vor oxidativem Stress schützen und ihre Funktion verbessern kann. Vitamin E moduliert auch das Immunsystem, indem es die Produktion und Freisetzung von Zytokinen, Chemokinen und Immunglobulinen beeinflusst. Vitamin E kann auch zur Vorbeugung und Behandlung von Infektionen und Krankheiten wie Herpes, Hepatitis und HIV beitragen, indem es die Vermehrung und das Eindringen von Viren hemmt. Vitamin E kann aus Lebensmitteln wie Nüssen, Samen, Pflanzenölen und Weizenkeimen gewonnen werden. Die empfohlene Tagesdosis für Vitamin E beträgt für Erwachsene 15 Milligramm pro Tag.

Vitamin B6: Vitamin B6 ist am Stoffwechsel von Aminosäuren beteiligt, die Bestandteile von Proteinen und Immunzellen und -molekülen sind. Vitamin B6 unterstützt auch die Produktion und Funktion von Immunzellen und -molekülen wie natürlichen Killerzellen, Makrophagen, Lymphozyten, Antikörpern und Zytokinen. Vitamin B6 kann auch zur Vorbeugung und Behandlung von Infektionen und Krankheiten wie Tuberkulose, Malaria und HIV beitragen, indem es die Immunantwort und das Gleichgewicht stärkt. Vitamin B6 kann aus Lebensmitteln wie Fleisch, Geflügel, Fisch, Eiern, Milchprodukten und Bananen gewonnen werden. Die empfohlene Tagesdosis für Vitamin B6 beträgt 1,3 Milligramm für Erwachsene unter 50 Jahren, 1,7 Milligramm für Männer und 1,5 Milligramm für Frauen über 50 Jahre pro Tag.

Vitamin B12: Vitamin B12 ist an der Synthese von DNA und RNA beteiligt, die das genetische Material der Immunzellen und -moleküle darstellen. Vitamin B12 unterstützt auch die Produktion und Funktion von Immunzellen und -molekülen wie natürlichen Killerzellen, Makrophagen, Lymphozyten, Antikörpern und Zytokinen. Vitamin B12 kann auch zur Vorbeugung und Behandlung von Infektionen und Krankheiten wie Anämie, perniziöser Anämie und HIV beitragen, indem es die Funktion der roten Blutkörperchen und der Nerven aufrechterhält. Vitamin B12 kann aus tierischen Quellen wie Fleisch, Eiern, Milchprodukten und Fisch oder aus Nahrungsergänzungsmitteln gewonnen werden. Die empfohlene Tagesdosis für Vitamin B12 beträgt für Erwachsene 2,4 Mikrogramm pro Tag.

Mineralien: Mineralien sind anorganische Elemente, die für die normale Funktion des Immunsystems unerlässlich sind. Einige der Mineralien, die für die Gesundheit des Immunsystems wichtig sind, sind:

Zink: Zink ist ein Cofaktor für viele Enzyme, die am Immunsystem beteiligt sind, wie z. B. Superoxiddismutase, Katalase und Glutathionperoxidase, die Antioxidantien sind, die die Immunzellen vor oxidativem Stress schützen. Zink unterstützt auch die Produktion und Funktion von Immunzellen und -molekülen wie natürlichen Killerzellen, Makrophagen, Lymphozyten, Antikörpern und Zytokinen. Zink kann auch zur Vorbeugung und Behandlung von Infektionen und Krankheiten wie Erkältungen, Grippe, Durchfall und Lungenentzündung beitragen, indem es die

Immunantwort und das Gleichgewicht stärkt. Zink kann aus Lebensmitteln wie Fleisch, Meeresfrüchten, Nüssen, Samen und Vollkornprodukten oder aus Nahrungsergänzungsmitteln gewonnen werden. Die empfohlene Tagesdosis für Zink beträgt 11 Milligramm für Männer und 8 Milligramm für Frauen pro Tag.

Selen: Selen ist ein weiterer Cofaktor für viele Enzyme, die am Immunsystem beteiligt sind, wie Glutathionperoxidase, Thioredoxinreduktase und Selenoprotein P, die Antioxidantien sind, die die Immunzellen vor oxidativem Stress schützen. Selen moduliert auch das Immunsystem, indem es die Produktion und Freisetzung von Zytokinen, Chemokinen und Immunglobulinen beeinflusst. Selen kann auch zur Vorbeugung und Behandlung von Infektionen und Krankheiten wie Virusinfektionen, Hepatitis und HIV beitragen, indem es die Vermehrung und das Eindringen von Viren hemmt. Selen kann aus Lebensmitteln wie Paranüssen, Fisch, Fleisch, Eiern und Pilzen oder aus Nahrungsergänzungsmitteln gewonnen werden. Erwachsene sollten täglich 55 Mikrogramm Selen zu sich nehmen.

Eisen: Eisen ist ein Bestandteil von Hämoglobin, einem Protein, das Sauerstoff zu den Immunzellen und -geweben transportiert. Eisen unterstützt auch die Produktion und Funktion von Immunzellen und -molekülen wie natürlichen Killerzellen, Makrophagen, Lymphozyten, Antikörpern und Zytokinen. Eisen kann auch zur Vorbeugung und Behandlung von Infektionen und Krankheiten wie Anämie, Malaria und Tuberkulose beitragen, indem es die Immunantwort und das Gleichgewicht stärkt. Eisen kann aus Lebensmitteln wie Fleisch, Geflügel, Fisch, Eiern, Bohnen und Spinat oder aus Nahrungsergänzungsmitteln gewonnen werden.

Die empfohlene Tagesdosis für Eisen beträgt 8 Milligramm für Männer und 18 Milligramm für Frauen pro Tag.

Kupfer: Kupfer ist ein weiterer Bestandteil vieler Enzyme, die am Immunsystem beteiligt sind, wie z. B. Superoxiddismutase, Coeruloplasmin und Lysyloxidase, die Antioxidantien sind, die die Immunzellen vor oxidativem Stress schützen. Kupfer unterstützt auch die Produktion und Funktion von Immunzellen und

-molekülen wie natürlichen Killerzellen, Makrophagen, Lymphozyten, Antikörpern und Zytoken

Was sind die besten Lebensmittel, um das Immunsystem zu stärken?

Einige der besten Lebensmittel zur Stärkung des Immunsystems sind:

Zitrusfrüchte: Zitrusfrüchte wie Orangen, Grapefruits, Zitronen und Limetten sind reich an Vitamin C, einem starken Antioxidans, das die Immunzellen vor oxidativem Stress schützen und ihre Aktivität steigern kann.

Vitamin C stimuliert auch die Produktion und Funktion von Immunzellen und -molekülen wie natürlichen Killerzellen, Makrophagen, Lymphozyten, Antikörpern und Zytokinen. Vitamin C kann auch zur Vorbeugung und Behandlung von Infektionen und Krankheiten wie Erkältungen, Grippe und Lungenentzündung beitragen, indem es die Schwere und Dauer der Symptome verringert. Zitrusfrüchte können frisch gegessen, entsaftet oder zu Salaten, Smoothies oder Desserts hinzugefügt werden.

Beeren: Beeren wie Blaubeeren, Erdbeeren, Himbeeren und Preiselbeeren sind außerdem reich an Vitamin C sowie anderen Antioxidantien wie Anthocyanen, Flavonoiden und Phenolsäuren, die die Immunzellen vor oxidativem Stress schützen und ihre Funktion verbessern können . Beeren enthalten auch sekundäre Pflanzenstoffe wie Ellagsäure, Resveratrol und Quercetin, die das Immunsystem modulieren können, indem sie die Produktion und Freisetzung von Zytokinen, Chemokinen und Immunglobulinen beeinflussen. Beeren können auch zur Vorbeugung und Behandlung von Infektionen und Krankheiten wie Harnwegsinfektionen beitragen, indem sie die Anhaftung und das Wachstum von Bakterien hemmen. Beeren können frisch, gefroren, getrocknet gegessen oder zu Joghurt, Haferflocken oder Backwaren hinzugefügt werden.

Joghurt: Joghurt ist ein fermentiertes Milchprodukt, das Probiotika enthält, das sind nützliche Bakterien, die den Darm besiedeln und das Immunsystem unterstützen können. Probiotika können das Immunsystem modulieren, indem sie die Aktivität natürlicher Killerzellen, Makrophagen und Lymphozyten steigern und antimikrobielle Substanzen wie Milchsäure, Wasserstoffperoxid und Bakteriozine produzieren. Probiotika können auch zur Vorbeugung und Behandlung von Infektionen und Krankheiten wie Durchfall, Reizdarmsyndrom und entzündlichen Darmerkrankungen beitragen, indem sie die Darmbarriere und das Gleichgewicht aufrechterhalten. Joghurt kann pur, aromatisiert oder mit Früchten, Nüssen, Samen oder Müsli gemischt gegessen werden.

Knoblauch: Knoblauch ist eine Zwiebelpflanze, die zur Familie der Zwiebeln gehört. Knoblauch hat antimikrobielle, antivirale, antimykotische und entzündungshemmende Eigenschaften, die zur Vorbeugung und Behandlung von Infektionen und Krankheiten beitragen können. Knoblauch enthält außerdem Allicin, eine Verbindung, die das Immunsystem stimulieren kann, indem sie die Aktivität natürlicher Killerzellen, Makrophagen und Lymphozyten erhöht. Knoblauch kann roh oder gekocht verzehrt oder als Nahrungsergänzungsmittel eingenommen werden.

Allerdings kann Knoblauch mit einigen Medikamenten wie Blutverdünnern interagieren und Blutungen oder Blutergüsse verursachen. Knoblauch kann bei manchen Menschen auch Mundgeruch, Verdauungsstörungen oder allergische Reaktionen hervorrufen.

Ingwer: Ingwer ist ein Rhizom oder eine Wurzel, die häufig als Gewürz und Arzneimittel verwendet wird. Ingwer hat entzündungshemmende, antivirale, antimykotische und antioxidative Eigenschaften, die helfen können, Entzündungen zu reduzieren, Infektionen zu bekämpfen und vor oxidativem Stress zu schützen. Ingwer enthält außerdem Gingerole, Shogaole und Paradole, Verbindungen, die das Immunsystem modulieren können, indem sie die Produktion und Freisetzung von Zytokinen, Chemokinen und Immunglobulinen regulieren. Ingwer kann frisch, getrocknet, pulverisiert oder als Tee, Saft oder Öl verzehrt werden. Allerdings kann Ingwer bei manchen Menschen Sodbrennen, Übelkeit oder Durchfall verursachen und mit einigen Medikamenten wie

Blutverdünnern interagieren und das Blutungsrisiko erhöhen.

Welche Lebensmittel sollten vermieden oder eingeschränkt werden, um einer Immunsuppression vorzubeugen?

Einige der Lebensmittel, die Sie meiden oder einschränken sollten, um einer Immunsuppression vorzubeugen, sind:

Verarbeitete Lebensmittel: Verarbeitete Lebensmittel sind Lebensmittel, deren natürlicher Zustand verändert wurde und die normalerweise Zusatzstoffe, Konservierungsstoffe, künstliche Farbstoffe, Aromen und Süßstoffe enthalten. Verarbeitete Lebensmittel können das Immunsystem schwächen, indem sie Nährstoffmangel, Dysbiose, Fettleibigkeit und Stoffwechselstörungen verursachen. Verarbeitete Lebensmittel können auch die Produktion entzündungsfördernder Zytokine steigern und die

Aktivität natürlicher Killerzellen und Makrophagen verringern. Zu den verarbeiteten Lebensmitteln zählen Fastfood, Junkfood, Konserven, Tiefkühlkost und Fertiggerichte.

Raffinierter Zucker: Raffinierter Zucker ist Zucker, der aus natürlichen Quellen wie Zuckerrohr, Rüben oder Mais extrahiert und gereinigt wurde. Raffinierter Zucker kann das Immunsystem schwächen, indem er Nährstoffmangel, Dysbiose, Fettleibigkeit und Stoffwechselstörungen verursacht. Raffinierter Zucker kann auch die Produktion entzündungsfördernder Zytokine steigern und die Aktivität natürlicher Killerzellen und Lymphozyten verringern.

Zu den raffinierten Zuckern gehören Haushaltszucker, Maissirup mit hohem Fruchtzuckergehalt, Glukose, Fruktose und Saccharose.

Gesättigte Fette: Gesättigte Fette sind Fette, die bei Raumtemperatur fest sind und normalerweise aus tierischen Quellen wie Fleisch, Milchprodukten und Eiern stammen. Gesättigte Fette können das Immunsystem beeinträchtigen, indem sie Nährstoffmangel, Dysbiose, Fettleibigkeit und

Stoffwechselstörungen verursachen. Gesättigte Fette können auch die Produktion entzündungsfördernder Zytokine steigern und die Aktivität natürlicher Killerzellen und Makrophagen verringern. Gesättigte Fette umfassen Butter, Käse, Sahne, Schmalz und Speck.

Alkohol: Alkohol ist eine psychoaktive Substanz, die das Gehirn und das Nervensystem beeinträchtigen kann. Alkohol kann das Immunsystem schwächen, indem er Nährstoffmangel, Dysbiose, Dehydrierung und Leberschäden verursacht. Alkohol kann auch die Produktion entzündungsfördernder Zytokine steigern und die Aktivität natürlicher Killerzellen, Makrophagen und Lymphozyten verringern. Alkohol kann auch die Exposition und Anfälligkeit für Infektionserreger wie Bakterien, Viren und Pilze erhöhen. Zu den Alkoholarten zählen Bier, Wein, Spirituosen und Spirituosen.

Kapitel 2: Kräuter und Nahrungsergänzungsmit tel für die Immunität

Wie unterstützen Kräuter und Nahrungsergänzungsmittel das Immunsystem?

Kräuter und Nahrungsergänzungsmittel sind Stoffe oder Produkte, die aus Pflanzen, Tieren, Mineralien oder synthetischen Quellen gewonnen werden und medizinische oder gesundheitsfördernde Eigenschaften haben. Kräuter und Nahrungsergänzungsmittel können das Immunsystem unterstützen, indem sie Nährstoffe, Antioxidantien, entzündungshemmende Wirkstoffe, antimikrobielle Wirkstoffe und immunmodulatorische Wirkstoffe bereitstellen, die die Funktion und das Gleichgewicht der Immunzellen und -moleküle verbessern können. Einige Beispiele für Kräuter und

Nahrungsergänzungsmittel, die das Immunsystem unterstützen können, sind:

Echinacea: Echinacea ist ein Kraut, das in Nordamerika und Europa heimisch ist.

Echinacea verfügt über immunstimulierende, entzündungshemmende, antivirale und antibakterielle Eigenschaften, die zur Stärkung des Immunsystems beitragen können, indem sie die Anzahl und Aktivität von Immunzellen wie natürlichen Killerzellen, Makrophagen und Lymphozyten erhöhen. Echinacea kann auch zur Vorbeugung und Behandlung von Erkältungen, Grippe und Atemwegsinfektionen beitragen, indem es die Schwere und Dauer der Symptome verringert. Echinacea kann als Tee, Extrakt oder Kapsel eingenommen werden. Allerdings kann Echinacea allergische Reaktionen hervorrufen, insbesondere bei Menschen, die gegen Pflanzen derselben Familie, wie Ambrosia, Chrysanthemen, Ringelblumen und Gänseblümchen, allergisch sind. Echinacea kann auch mit einigen Medikamenten wie

Immunsuppressiva interagieren und deren Wirksamkeit verringern.

Ginseng: Ginseng ist eine Wurzel, die häufig als Tonikum und Adaptogen verwendet wird. Ginseng hat immunmodulatorische, entzündungshemmende, antioxidative und antivirale Eigenschaften, die zur Modulation des Immunsystems beitragen können, indem sie die Produktion und Freisetzung von Zytokinen, Chemokinen und Immunglobulinen regulieren. Ginseng kann auch zur Vorbeugung und Behandlung von Infektionen und Krankheiten wie Herpes, Hepatitis und HIV beitragen, indem es die Vermehrung und das Eindringen von Viren hemmt. Ginseng kann als Tee, Pulver oder Kapsel eingenommen werden. Ginseng kann jedoch Nebenwirkungen wie Schlaflosigkeit, Kopfschmerzen, Übelkeit oder Durchfall verursachen und mit einigen Medikamenten wie Blutverdünnern interagieren und das Blutungsrisiko erhöhen.

Kurkuma: Kurkuma ist ein Gewürz, das aus der Wurzel einer Pflanze gewonnen wird, die zur Familie der Ingwergewächse gehört. Kurkuma hat entzündungshemmende, antioxidative, antivirale und antibakterielle Eigenschaften, die helfen können, Entzündungen zu reduzieren, Infektionen zu bekämpfen und vor oxidativem Stress zu schützen. Kurkuma enthält außerdem Curcumin, eine Verbindung, die das Immunsystem modulieren kann, indem sie die Aktivierung des Kernfaktors Kappa B (NF-κB) hemmt, eines Transkriptionsfaktors, der die Expression von Genen reguliert, die an Entzündungen, Immunität und Zellüberleben beteiligt sind. Kurkuma kann Lebensmitteln, Getränken oder Nahrungsergänzungsmitteln zugesetzt werden. Allerdings kann Kurkuma bei manchen Menschen Magenbeschwerden, Durchfall oder allergische Reaktionen hervorrufen und mit einigen Medikamenten wie Blutverdünnern interagieren und das Blutungsrisiko erhöhen.

Vitamin C: Vitamin C ist ein starkes Antioxidans, das die Immunzellen vor oxidativem Stress schützen und ihre Aktivität steigern kann. Vitamin C stimuliert auch die Produktion und Funktion von Immunzellen und -molekülen wie natürlichen Killerzellen, Makrophagen,

Lymphozyten, Antikörpern und Zytokinen. Vitamin C kann auch zur Vorbeugung und Behandlung von Infektionen und Krankheiten wie Erkältungen, Grippe und Lungenentzündung beitragen, indem es die Schwere und Dauer der Symptome verringert. Vitamin C kann aus Obst und Gemüse wie Zitrusfrüchten, Beeren, Kiwi, Brokkoli und Paprika oder aus Nahrungsergänzungsmitteln gewonnen werden. Die empfohlene Tagesdosis für Vitamin C beträgt 90 Milligramm für Männer und 75 Milligramm für Frauen pro Tag.

Zink: Zink ist ein Cofaktor für viele Enzyme, die am Immunsystem beteiligt sind, wie z. B. Superoxiddismutase, Katalase und Glutathionperoxidase, die Antioxidantien sind, die die Immunzellen vor oxidativem Stress schützen. Zink unterstützt auch die Produktion und Funktion von Immunzellen und -molekülen wie natürlichen Killerzellen, Makrophagen, Lymphozyten, Antikörpern und Zytokinen.

Zink kann auch zur Vorbeugung und Behandlung von Infektionen und Krankheiten wie Erkältungen, Grippe, Durchfall und Lungenentzündung beitragen, indem es die Immunantwort und das Gleichgewicht stärkt. Zink kann aus Lebensmitteln wie Fleisch, Meeresfrüchten, Nüssen, Samen und Vollkornprodukten oder aus Nahrungsergänzungsmitteln gewonnen werden. Die empfohlene Tagesdosis für Zink beträgt 11 Milligramm für Männer und 8 Milligramm für Frauen pro Tag.

Was sind die wirksamsten Kräuter und Nahrungsergänzungsmittel für die Gesundheit des Immunsystems?

Es gibt viele Kräuter und Nahrungsergänzungsmittel, die das Immunsystem unterstützen können, aber einige davon können je nach den Bedürfnissen, Vorlieben und Beschwerden des Einzelnen wirksamer sein als andere. Basierend auf den aktuellen wissenschaftlichen Erkenntnissen sind jedoch einige der wirksamsten Kräuter und Nahrungsergänzungsmittel für die Gesundheit des Immunsystems:

Echinacea: Echinacea ist ein Kraut, das in Nordamerika und Europa heimisch ist. Echinacea verfügt über immunstimulierende, entzündungshemmende, antivirale und antibakterielle Eigenschaften, die zur Stärkung des Immunsystems beitragen können, indem sie die Anzahl und Aktivität von Immunzellen wie natürlichen Killerzellen, Makrophagen und Lymphozyten erhöhen. Echinacea kann auch zur Vorbeugung und Behandlung von Erkältungen, Grippe und Atemwegsinfektionen beitragen, indem es die Schwere und Dauer der Symptome verringert. Echinacea kann als Tee, Extrakt oder Kapsel eingenommen werden. Allerdings kann Echinacea allergische Reaktionen hervorrufen, insbesondere bei Menschen, die gegen Pflanzen der ähnlichen Familie, einschließlich Chrysan und Ambrosia, allergisch sind. Echinacea kann auch mit einigen Medikamenten wie Immunsuppressiva interagieren und deren Wirksamkeit verringern.

Ginseng: Ginseng ist eine Wurzel, die häufig als Tonikum und Adaptogen verwendet wird. Ginseng hat immunmodulatorische, entzündungshemmende, antioxidative und antivirale Eigenschaften, die zur

Modulation des Immunsystems beitragen können, indem sie die Produktion und Freisetzung von Zytokinen, Chemokinen und Immunglobulinen regulieren. Ginseng kann auch zur Vorbeugung und Behandlung von Infektionen und Krankheiten wie Herpes, Hepatitis und HIV beitragen, indem es die Vermehrung und das Eindringen von Viren hemmt. Ginseng kann als Tee, Pulver oder Kapsel eingenommen werden.

Ginseng kann jedoch Nebenwirkungen wie Schlaflosigkeit, Kopfschmerzen, Übelkeit oder Durchfall verursachen und mit einigen Medikamenten wie Blutverdünnern interagieren und das Blutungsrisiko erhöhen.

Kurkuma: Kurkuma ist ein Gewürz, das aus der Wurzel einer Pflanze gewonnen wird, die zur Familie der Ingwergewächse gehört. Kurkuma hat entzündungshemmende, antioxidative, antivirale und antibakterielle Eigenschaften, die helfen können, Entzündungen zu reduzieren, Infektionen zu bekämpfen und vor oxidativem Stress zu schützen. Kurkuma enthält außerdem Curcumin, eine Verbindung, die das Immunsystem modulieren kann, indem sie die

Aktivierung des Kernfaktors Kappa B (NF-κB) hemmt, eines Transkriptionsfaktors, der die Expression von Genen reguliert, die an Entzündungen, Immunität und Zellüberleben beteiligt sind. Kurkuma kann Lebensmitteln, Getränken oder Nahrungsergänzungsmitteln zugesetzt werden. Allerdings kann Kurkuma bei manchen Menschen Magenbeschwerden, Durchfall oder allergische Reaktionen hervorrufen und mit einigen Medikamenten wie Blutverdünnern interagieren und das Blutungsrisiko erhöhen.

Vitamin C: Vitamin C ist ein starkes Antioxidans, das die Immunzellen vor oxidativem Stress schützen und ihre Aktivität steigern kann.

Vitamin C stimuliert auch die Produktion und Funktion von Immunzellen und -molekülen wie natürlichen Killerzellen, Makrophagen, Lymphozyten, Antikörpern und Zytokinen. Vitamin C kann auch zur Vorbeugung und Behandlung von Infektionen und Krankheiten wie Erkältungen, Grippe und Lungenentzündung beitragen, indem es die Schwere und Dauer der Symptome verringert. Vitamin C kann aus Obst und Gemüse wie

Zitrusfrüchten, Beeren, Kiwi, Brokkoli und Paprika oder aus Nahrungsergänzungsmitteln gewonnen werden. Die empfohlene Tagesdosis für Vitamin C beträgt 90 Milligramm für Männer und 75 Milligramm für Frauen pro Tag.

Zink: Zink ist ein Cofaktor für viele Enzyme, die am Immunsystem beteiligt sind, wie z. B. Superoxiddismutase, Katalase und Glutathionperoxidase, die Antioxidantien sind, die die Immunzellen vor oxidativem Stress schützen. Zink unterstützt auch die Produktion und Funktion von Immunzellen und -molekülen wie natürlichen Killerzellen, Makrophagen, Lymphozyten, Antikörpern und Zytokinen. Zink kann auch zur Vorbeugung und Behandlung von Infektionen und Krankheiten wie Erkältungen, Grippe, Durchfall und Lungenentzündung beitragen, indem es die Immunantwort und das Gleichgewicht stärkt.

Zink kann aus Lebensmitteln wie Fleisch, Meeresfrüchten, Nüssen, Samen und Vollkornprodukten oder aus Nahrungsergänzungsmitteln gewonnen werden. Die empfohlene Tagesdosis für Zink beträgt 11

Milligramm für Männer und 8 Milligramm für Frauen pro Tag.

Dies sind einige der wirksamsten Kräuter und Nahrungsergänzungsmittel für die Gesundheit des Immunsystems, aber sie sind nicht die einzigen. Es gibt viele andere Kräuter und Nahrungsergänzungsmittel, die ebenfalls das Immunsystem unterstützen können, wie zum Beispiel Knoblauch, Ingwer, Vitamin D, Selen, Eisen, Kupfer, Magnesium und mehr. Vor der Einnahme von Kräutern oder Nahrungsergänzungsmitteln ist es jedoch ratsam, einen Arzt oder eine medizinische Fachkraft zu konsultieren, da diese Nebenwirkungen oder Wechselwirkungen mit anderen Medikamenten oder Erkrankungen haben können. Es ist außerdem wichtig, die empfohlene Dosierung und Dauer einzuhalten und hochwertige Produkte aus seriösen Quellen auszuwählen. Kräuter und Nahrungsergänzungsmittel können eine gesunde Ernährung, einen gesunden Lebensstil und eine medizinische Versorgung für die Gesundheit des Immunsystems ergänzen, aber nicht ersetzen.

Wie können Kräuter und Nahrungsergänzungsmittel sicher und effektiv eingesetzt werden?

Kräuter und Nahrungsergänzungsmittel sind Substanzen oder Produkte, die das Immunsystem unterstützen können, indem sie verschiedene Vorteile bieten, wie z. B. Nährstoffe, Antioxidantien, entzündungshemmende Wirkstoffe, antimikrobielle Wirkstoffe und immunmodulatorische Wirkstoffe. Kräuter und Nahrungsergänzungsmittel unterliegen jedoch nicht den Vorschriften der Food and Drug Administration (FDA) und können Nebenwirkungen oder Wechselwirkungen mit anderen Medikamenten oder Erkrankungen haben. Daher ist es wichtig, Kräuter und Nahrungsergänzungsmittel sicher und effektiv zu verwenden, indem Sie die folgenden Tipps befolgen:

Konsultieren Sie einen Arzt oder eine medizinische Fachkraft, bevor Sie Kräuter oder Nahrungsergänzungsmittel einnehmen: Dies ist besonders wichtig, wenn Sie unter einer Krankheit oder Allergien leiden oder schwanger sind oder stillen. Ein Arzt oder eine medizinische Fachkraft kann Ihnen dabei helfen, die geeignete Art, Dosierung und Dauer der Kräuter oder Nahrungsergänzungsmittel zu bestimmen und Ihre Fortschritte und Reaktionen zu überwachen.

Sie können Sie auch über mögliche Nebenwirkungen oder Wechselwirkungen mit anderen Medikamenten oder Nahrungsergänzungsmitteln, die Sie einnehmen, beraten und darüber, wie Sie diese vermeiden oder behandeln können.

Wählen Sie hochwertige Produkte aus seriösen Quellen: Nicht alle Kräuter und Nahrungsergänzungsmittel sind gleich und einige von ihnen können Schadstoffe, Zusatzstoffe oder falsche Inhaltsstoffe oder Mengen enthalten. Daher ist es wichtig, qualitativ hochwertige Produkte aus seriösen Quellen zu wählen, z. B. aus kontrolliert biologischem Anbau, gentechnikfrei oder von Dritten getestet. Sie können auch auf den Etiketten und auf den Websites der Produkte nach Informationen zu den Inhaltsstoffen, Quellen, Herstellungs- und Testmethoden suchen und nach Gütesiegeln unabhängiger Organisationen wie der U.S. Pharmacopeia (USP), der National Sanitation Foundation (NSF) oder ConsumerLab.com.

Befolgen Sie die empfohlene Dosierung und Dauer: Die Einnahme von zu viel oder zu wenig Kräutern oder Nahrungsergänzungsmitteln oder die Einnahme über einen zu langen oder zu kurzen Zeitraum kann deren Wirksamkeit und Sicherheit beeinträchtigen. Daher ist es wichtig, die empfohlene Dosierung und Dauer der Kräuter oder Nahrungsergänzungsmittel einzuhalten, wie sie vom Arzt oder dem medizinischen Fachpersonal oder auf dem Produktetikett oder auf der Website empfohlen werden. Sie können auch einen Messlöffel, eine Tasse oder eine Waage verwenden, um die genaue Menge der Kräuter oder Nahrungsergänzungsmittel sicherzustellen und aufzuzeichnen, wann und wie viel Sie diese einnehmen.

Seien Sie sich der möglichen Nebenwirkungen oder Wechselwirkungen bewusst: Auch wenn Kräuter und

Nahrungsergänzungsmittel natürlich sind, können sie dennoch Nebenwirkungen oder Wechselwirkungen mit anderen Medikamenten oder Nahrungsergänzungsmitteln oder mit bestimmten Lebensmitteln oder Getränken verursachen. Einige der häufigsten Nebenwirkungen oder Wechselwirkungen von Kräutern und Nahrungsergänzungsmitteln sind:

Allergische Reaktionen: Manche Menschen reagieren möglicherweise allergisch auf bestimmte Kräuter oder Nahrungsergänzungsmittel oder auf deren Bestandteile wie Pollen, Latex oder Gluten. Allergische Reaktionen können leicht bis schwer sein und Symptome wie Hautausschlag, Juckreiz, Schwellung, Nesselsucht, Atembeschwerden oder Anaphylaxie umfassen. Wenn Sie Anzeichen einer allergischen Reaktion bemerken, brechen Sie die Einnahme der Kräuter oder Nahrungsergänzungsmittel sofort ab und suchen Sie einen Arzt auf.

Blutungen oder Blutergüsse: Einige Kräuter oder Nahrungsergänzungsmittel wie Knoblauch, Ingwer, Ginseng, Kurkuma, Vitamin E und Omega-3-Fettsäuren können das Blut verdünnen und das Risiko von Blutungen oder Blutergüssen erhöhen, insbesondere wenn sie zusammen mit Blutverdünnern wie Warfarin oder Aspirin eingenommen werden oder Ibuprofen. Wenn Sie Blutverdünner einnehmen oder unter Blutungsstörungen leiden, konsultieren Sie vor der Einnahme dieser Kräuter oder Nahrungsergänzungsmittel Ihren Arzt und überwachen Sie regelmäßig Ihre Blutgerinnung und Blutplättchenwerte.

Verdauungsprobleme: Einige Kräuter oder Nahrungsergänzungsmittel wie Echinacea, Zink, Eisen, Kupfer, Magnesium und Probiotika können Verdauungsprobleme wie Übelkeit, Erbrechen, Durchfall, Verstopfung oder Bauchschmerzen verursachen, insbesondere wenn sie auf nüchternen Magen oder in großen Mengen eingenommen werden Dosen. Wenn bei Ihnen Verdauungsprobleme auftreten, versuchen Sie, die Kräuter oder Nahrungsergänzungsmittel zusammen mit einer Mahlzeit einzunehmen, oder reduzieren Sie die Dosis oder wechseln Sie zu einer anderen Form, z. B. Flüssigkeit,

Kapsel oder Pulver. Sie können auch viel Wasser trinken und ballaststoffreiche Lebensmittel zu sich nehmen, um die Verdauung und Aufnahme der Kräuter oder Nahrungsergänzungsmittel zu erleichtern.

Leberschaden: Einige Kräuter oder Nahrungsergänzungsmittel wie Kava, Beinwell, Chaparral und Vitamin A können Leberschäden verursachen, insbesondere wenn sie in hohen Dosen oder über einen längeren Zeitraum eingenommen werden oder zusammen mit Alkohol oder anderen Medikamenten, die die Leber beeinträchtigen, wie z Paracetamol, Statine oder Antibiotika. Eine Leberschädigung kann Symptome wie Gelbsucht, dunklen Urin, hellen Stuhl, Müdigkeit, Appetitlosigkeit oder Bauchschmerzen verursachen. Wenn Sie Leberprobleme haben oder Medikamente einnehmen, die die Leber beeinträchtigen, konsultieren Sie vor der Einnahme dieser Kräuter oder Nahrungsergänzungsmittel Ihren Arzt und überwachen Sie regelmäßig Ihre Leberfunktionstests.

Hormonelle Veränderungen: Einige Kräuter oder Nahrungsergänzungsmittel wie Ginseng, Süßholz, Soja, Traubensilberkerze und Vitamin D können den

Hormonhaushalt beeinträchtigen, insbesondere wenn sie in hohen Dosen oder über einen längeren Zeitraum eingenommen werden oder zusammen mit anderen Hormonen wie Antibabypillen eingenommen werden. Hormonersatztherapie oder Schilddrüsenmedikamente. Hormonelle Veränderungen können Symptome wie Akne, Haarausfall, Gewichtszunahme, Stimmungsschwankungen, unregelmäßige Perioden oder Brustspannen verursachen. Wenn Sie hormonelle Probleme haben oder Hormone einnehmen, konsultieren Sie vor der Einnahme dieser Kräuter oder Nahrungsergänzungsmittel Ihren Arzt und überwachen Sie regelmäßig Ihren Hormonspiegel.

Dies sind einige der Tipps zur sicheren und effektiven Verwendung von Kräutern und Nahrungsergänzungsmitteln, aber sie sind nicht die einzigen. Es gibt viele andere Faktoren, die die Wirksamkeit und Sicherheit von Kräutern und Nahrungsergänzungsmitteln beeinflussen können, wie zum Beispiel das Alter, das Gewicht, der

Gesundheitszustand und die genetische Ausstattung des Einzelnen. Daher ist es wichtig, vor der Einnahme von Kräutern oder Nahrungsergänzungsmitteln eigene Nachforschungen anzustellen und einen Arzt oder eine medizinische Fachkraft zu konsultieren und deren Anweisungen und Empfehlungen zu befolgen. Kräuter und Nahrungsergänzungsmittel können eine gesunde Ernährung, einen gesunden Lebensstil und eine medizinische Versorgung für die Gesundheit des Immunsystems ergänzen, aber nicht ersetzen.

Welche möglichen Wechselwirkungen und Nebenwirkungen von Kräutern und Nahrungsergänzungsmitteln gibt es?

Kräuter und Nahrungsergänzungsmittel sind Naturprodukte, die unterschiedliche Wirkungen auf den Körper haben können. Einige von ihnen können mit Arzneimitteln interagieren, indem sie entweder deren Wirkung verstärken oder abschwächen oder indem sie unerwünschte Nebenwirkungen verursachen.

Daher ist es wichtig, sich der möglichen Wechselwirkungen und Nebenwirkungen von Kräutern und Nahrungsergänzungsmitteln bewusst zu sein, insbesondere wenn Sie verschreibungspflichtige oder rezeptfreie Medikamente einnehmen.

Hier sind einige Beispiele für Kräuter und Nahrungsergänzungsmittel, die mit Medikamenten interagieren können:

Johanniskraut ist ein Kraut, das häufig bei Depressionen, Angstzuständen und Schlaflosigkeit eingesetzt wird. Es kann jedoch zu Wechselwirkungen mit vielen Arten von Arzneimitteln kommen, beispielsweise mit Antidepressiva, Antibabypillen, Blutverdünnern, HIV-Medikamenten und anderen. In den meisten Fällen beschleunigt es den Abbau dieser Arzneimittel im Körper, was zu niedrigeren Spiegeln und einer verringerten Wirksamkeit führt. Bei gleichzeitiger Einnahme bestimmter Antidepressiva kann es auch zu schwerwiegenden Nebenwirkungen wie dem Serotonin-Syndrom kommen.

Knoblauch ist eine häufige Zutat in vielen Küchen und wird für verschiedene gesundheitliche Vorteile verwendet, beispielsweise zur Senkung des Blutdrucks und des Cholesterinspiegels sowie zur Vorbeugung von Infektionen. Allerdings kann Knoblauch ähnlich wie Aspirin auch das Blut verdünnen und das Blutungsrisiko erhöhen. Dies kann ein Problem für Menschen sein, die Blutverdünner wie Warfarin einnehmen oder sich einer Operation oder einem zahnärztlichen Eingriff unterziehen.

Grüner Tee ist ein beliebtes Getränk, das Antioxidantien und andere Verbindungen enthält, die entzündungshemmende, krebsbekämpfende und gewichtsreduzierende Wirkungen haben können. Allerdings kann grüner Tee auch mit einigen abschwellenden Mitteln wie Pseudoephedrin interagieren und einen Anstieg des Blutdrucks und der Herzfrequenz verursachen. Dies kann für Menschen mit Herz- oder Blutgefäßproblemen gefährlich sein[2].

Gelbwurz ist ein Kraut, das häufig bei Verdauungsproblemen, Infektionen und Hautproblemen eingesetzt wird. Es kann jedoch auch den Stoffwechsel einiger Medikamente wie Ciclosporin, Digoxin und Warfarin beeinflussen und deren Spiegel im Körper verändern. Dies kann entweder zu einer Toxizität oder einer verringerten Wirksamkeit dieser Medikamente führen. Gelbwurz birgt ein hohes Risiko für Wechselwirkungen mit vielen Arzneimitteln und sollte mit Vorsicht angewendet werden.

Dies sind nur einige Beispiele für Kräuter und Nahrungsergänzungsmittel, die mit Medikamenten interagieren können. Es gibt viele andere, die ähnliche oder unterschiedliche Auswirkungen haben können. Daher ist es ratsam, vor der Einnahme von Kräutern oder Nahrungsergänzungsmitteln Ihren Arzt zu konsultieren, insbesondere wenn Sie Medikamente einnehmen oder unter einer Krankheit leiden. Sie sollten Ihren Arzt auch über alle Kräuter und Nahrungsergänzungsmittel informieren, die Sie einnehmen, und alle Nebenwirkungen oder Veränderungen Ihres

Gesundheitszustands melden. Auf diese Weise können Sie mögliche Wechselwirkungen und Nebenwirkungen vermeiden und Kräuter und Nahrungsergänzungsmittel sicher und effektiv verwenden.

Kapitel 3: Lebensstil und Immunität

Wie wirkt sich der Lebensstil auf das Immunsystem aus?

Lebensstil ist ein Begriff, der viele Aspekte unserer täglichen Gewohnheiten, Entscheidungen und Verhaltensweisen umfasst. Der Lebensstil kann das Immunsystem auf verschiedene Weise positiv oder negativ beeinflussen. Die Abwehr des Körpers gegen pathogene Eindringlinge wie Bakterien, Viren, Pilze und Parasiten erfolgt durch das Immunsystem, ein komplexes Netzwerk aus Zellen, Geweben und Organen. Das Immunsystem hilft auch bei der Regulierung von Entzündungen, die eine normale Reaktion auf Verletzungen oder Infektionen sind, aber chronisch und schädlich werden können, wenn sie nicht unter Kontrolle gebracht werden.

Einige der Lebensstilfaktoren, die das Immunsystem beeinflussen können, sind:

Diät: Die Ernährung spielt eine entscheidende Rolle bei der Bereitstellung der Nährstoffe und Antioxidantien, die das Immunsystem benötigt, um richtig zu funktionieren. Eine ausgewogene Ernährung mit einer Vielzahl von Früchten, Gemüse, Vollkornprodukten, magerem Eiweiß, gesunden Fetten und Probiotika kann dabei helfen, das Immunsystem zu unterstützen und Mangelerscheinungen vorzubeugen. Zu den für das Immunsystem besonders wichtigen Nährstoffen zählen Vitamin C, Vitamin D, Zink, Selen, Eisen und Omega-3-Fettsäuren. Andererseits kann eine Ernährung, die reich an verarbeiteten Lebensmitteln, zugesetztem Zucker, gesättigten Fetten und Alkohol ist, das Immunsystem schwächen und Entzündungen verstärken.

Übung: Sport kann je nach Art, Intensität, Dauer und Häufigkeit der körperlichen Aktivität sowohl positive als auch negative Auswirkungen auf das Immunsystem haben. Moderate Bewegung wie zügiges Gehen, Radfahren oder Schwimmen kann das Immunsystem stärken, indem sie die Durchblutung verbessert, Stress reduziert und das Risiko chronischer Krankheiten wie Fettleibigkeit, Diabetes und Herz-Kreislauf-Erkrankungen senkt. Übermäßiges oder anstrengendes Training, wie zum Beispiel Marathonlauf, kann jedoch das Immunsystem schwächen und das Risiko von Infektionen, insbesondere in den oberen Atemwegen, erhöhen. Daher ist es wichtig, ein Gleichgewicht zwischen Ruhe und Bewegung zu finden und auf die Signale Ihres Körpers zu hören.

Schlafen: Schlaf ist für das Immunsystem unerlässlich, da er es dem Körper ermöglicht, seine Zellen und Gewebe zu reparieren und zu regenerieren sowie Immunmoleküle wie Zytokine, Antikörper und natürliche Killerzellen zu produzieren und freizusetzen. Schlafmangel oder schlechte Schlafqualität können das Immunsystem schwächen und die Anfälligkeit für Infektionen, Entzündungen und chronische Krankheiten erhöhen. Die optimale Schlafmenge kann von Person zu

Person variieren, aber im Allgemeinen benötigen Erwachsene etwa 7 bis 9 Stunden Schlaf pro Nacht, während Kinder und Jugendliche mehr brauchen.

Rauchen: Rauchen ist einer der schädlichsten Lebensstilfaktoren für das Immunsystem, da es den Körper Tausenden giftiger Chemikalien aussetzt, die die Zellen und Gewebe des Immunsystems schädigen und dessen normale Funktion beeinträchtigen können. Rauchen kann das Risiko für Infektionen wie Lungenentzündung, Tuberkulose und Grippe sowie für chronische Krankheiten wie Krebs, chronisch obstruktive Lungenerkrankung und Herz-Kreislauf-Erkrankungen erhöhen. Mit dem Rauchen aufzuhören kann das Immunsystem stärken und das Risiko dieser Krankheiten verringern.

Stress: Stress ist ein natürlicher und unvermeidlicher Teil des Lebens, aber wenn er chronisch oder überwältigend wird, kann er negative Auswirkungen auf das Immunsystem haben. Stress kann das sympathische Nervensystem und die Hypothalamus-Hypophysen-Nebennieren-Achse aktivieren, die Hormone wie Adrenalin, Cortisol und

Noradrenalin freisetzen, die das Immunsystem unterdrücken und Entzündungen verstärken können. Chronischer Stress kann sich auch auf das Verhalten und die Stimmung der Person auswirken und zu ungesunden Bewältigungsstrategien wie übermäßigem Essen, Rauchen, Trinken oder Drogenmissbrauch führen, die das Immunsystem weiter schwächen können. Daher ist es wichtig, Stress auf gesunde Weise zu bewältigen, beispielsweise durch Meditation, Yoga, Atemübungen, Hobbys, soziale Unterstützung und Beratung.

Alter: Das Alter ist ein weiterer Faktor, der sich auf das Immunsystem auswirken kann, da es im Laufe des Lebens Veränderungen unterliegt. Das Immunsystem von Säuglingen und Kindern ist noch unreif, wodurch sie anfälliger für Infektionen und Allergien sind, aber auch besser auf Impfungen und Immuntherapien reagieren. Das Immunsystem erreicht im jungen Erwachsenenalter seinen Höhepunkt und nimmt dann mit zunehmendem Alter allmählich ab, ein Prozess, der als Immunoseneszenz[12] bezeichnet wird. Dies kann bei älteren Erwachsenen zu einer verminderten Immunfunktion, verstärkten Entzündungen und einem erhöhten Risiko für Infektionen, Autoimmunerkrankungen und Krebs führen[12]. Einige der Auswirkungen des Alterns auf das Immunsystem können jedoch durch Lebensstilfaktoren wie Ernährung, Bewegung, Schlaf und Stress beeinflusst werden.

Krankheiten: Einige Erkrankungen können auch das Immunsystem beeinträchtigen, indem sie entweder zu einer Über- oder Unteraktivität führen. Beispielsweise sind Autoimmunerkrankungen wie rheumatoide Arthritis, Lupus und Typ-1-Diabetes durch eine abnormale Immunantwort gekennzeichnet, die körpereigenes Gewebe angreift und Entzündungen und Schäden verursacht. Andererseits sind Immunschwächekrankheiten wie HIV/AIDS, primäre Immunschwäche und Krebs durch eine geschwächte oder fehlende Immunantwort gekennzeichnet, die den Körper nicht vor Infektionen und Tumoren schützt. Diese Erkrankungen erfordern ärztliche Hilfe und Behandlung, zu denen immunsuppressive Medikamente, Immunmodulatoren oder Immuntherapie gehören können.

Wie Sie sehen, kann der Lebensstil einen erheblichen Einfluss auf das Immunsystem und damit auf die allgemeine Gesundheit und das Wohlbefinden einer Person haben. Durch einen gesunden Lebensstil, der eine ausgewogene Ernährung, mäßige Bewegung, ausreichend Schlaf, Raucherentwöhnung, Stressbewältigung und regelmäßige Kontrolluntersuchungen umfasst, können Sie dazu beitragen, Ihr Immunsystem zu stärken und vielen Krankheiten vorzubeugen oder sie zu behandeln. Denken Sie daran, dass Ihr Immunsystem Ihr bester Verbündeter bei der Abwehr von Keimen und der Erhaltung Ihrer Gesundheit ist.

Was sind die besten Methoden zur Stärkung des Immunsystems?

Das Immunsystem ist der Abwehrmechanismus des Körpers gegen schädliche Eindringlinge wie Bakterien,

Viren, Pilze und Parasiten. Ein starkes Immunsystem kann helfen, Infektionen und Krankheiten vorzubeugen oder sie abzuwehren, während ein schwaches Immunsystem Sie anfälliger für Krankheiten machen kann.

Es gibt viele Faktoren, die das Immunsystem beeinflussen können, wie zum Beispiel Alter, Genetik, Erkrankungen und Umwelteinflüsse. Es gibt jedoch auch einige Lebensstilentscheidungen, die das Immunsystem stärken und Ihre allgemeine Gesundheit und Ihr Wohlbefinden verbessern können.

Sorgen Sie für ausreichend Schlaf: Schlaf ist für das Immunsystem unerlässlich, da er es dem Körper ermöglicht, seine Zellen und Gewebe zu reparieren und zu regenerieren sowie Immunmoleküle wie Zytokine, Antikörper und natürliche Killerzellen zu produzieren und freizusetzen. Schlafmangel oder schlechte Schlafqualität können das Immunsystem schwächen und die Anfälligkeit für Infektionen, Entzündungen und chronische Krankheiten erhöhen. Erwachsene sollten darauf abzielen, 7 oder mehr Stunden Schlaf pro Nacht zu bekommen, während Teenager 8–10 Stunden und jüngere Kinder und Kleinkinder bis zu 14 Stunden benötigen.

Ernähren Sie sich ausgewogen: Die Ernährung spielt eine entscheidende Rolle bei der Bereitstellung der Nährstoffe und Antioxidantien, die das Immunsystem benötigt, um richtig zu funktionieren. Eine ausgewogene Ernährung mit einer Vielzahl von Früchten, Gemüse, Nüssen, Samen und Hülsenfrüchten kann helfen, das Immunsystem zu unterstützen und Mangelerscheinungen vorzubeugen. Zu den für das Immunsystem besonders wichtigen Nährstoffen zählen Vitamin C, Vitamin D, Zink, Selen, Eisen und Omega-3-Fettsäuren[12]. Andererseits kann eine Ernährung, die reich an verarbeiteten Lebensmitteln, zugesetztem Zucker, gesättigten Fetten und Alkohol ist, das Immunsystem schwächen und Entzündungen verstärken[12].

Moderat trainieren: Sport kann je nach Art, Intensität, Dauer und Häufigkeit der körperlichen Aktivität sowohl positive als auch negative Auswirkungen auf das Immunsystem haben. Moderate Bewegung wie zügiges

Gehen, Radfahren oder Schwimmen kann das Immunsystem stärken, indem sie die Durchblutung verbessert, Stress reduziert und das Risiko chronischer Krankheiten wie Fettleibigkeit, Diabetes und Herz-Kreislauf-Erkrankungen senkt. Übermäßiges oder anstrengendes Training, wie zum Beispiel Marathonlauf, kann jedoch das Immunsystem schwächen und das Risiko von Infektionen, insbesondere in den oberen Atemwegen, erhöhen. Daher ist es wichtig, ein Gleichgewicht zwischen Ruhe und Bewegung zu finden und auf die Signale Ihres Körpers zu hören.

Stress bewältigen: Stress ist ein natürlicher und unvermeidlicher Teil des Lebens, aber wenn er chronisch oder überwältigend wird, kann er negative Auswirkungen auf das Immunsystem haben. Stress kann das sympathische Nervensystem und die Hypothalamus-Hypophysen-Nebennieren-Achse aktivieren, die Hormone wie Adrenalin, Cortisol und Noradrenalin freisetzen, die das Immunsystem unterdrücken und Entzündungen verstärken können. Chronischer Stress kann sich auch auf das Verhalten und die Stimmung der Person auswirken und zu ungesunden

Bewältigungsstrategien wie übermäßigem Essen, Rauchen, Trinken oder Drogenmissbrauch führen, die das Immunsystem weiter schwächen können. Daher ist es wichtig, Stress auf gesunde Weise zu bewältigen, beispielsweise durch Meditation, Yoga, Atemübungen, Hobbys, soziale Unterstützung und Beratung.

Mit dem Rauchen aufhören: Rauchen ist einer der schädlichsten Lebensstilfaktoren für das Immunsystem, da es den Körper Tausenden giftiger Chemikalien aussetzt, die die Zellen und Gewebe des Immunsystems schädigen und dessen normale Funktion beeinträchtigen können. Rauchen kann das Risiko für Infektionen wie Lungenentzündung, Tuberkulose und Grippe sowie für chronische Krankheiten wie Krebs, chronisch obstruktive Lungenerkrankung und Herz-Kreislauf-Erkrankungen erhöhen. Mit dem Rauchen aufzuhören kann das Immunsystem stärken und das Risiko dieser Krankheiten verringern.

Lassen Sie sich impfen: Impfungen sind eine der wirksamsten Möglichkeiten, Infektionskrankheiten vorzubeugen und das Immunsystem zu stärken. Impfstoffe wirken, indem sie den Körper einer geschwächten oder inaktiven Form eines Krankheitserregers aussetzen, was das Immunsystem dazu anregt, Antikörper und Gedächtniszellen zu produzieren, die in Zukunft dieselben oder ähnliche Krankheitserreger erkennen und bekämpfen können. Impfstoffe können Sie vor Krankheiten wie Masern, Mumps, Röteln, Polio, Tetanus, Diphtherie, Keuchhusten, Hepatitis, Meningitis, Influenza und COVID-19 schützen. Es ist wichtig, den empfohlenen Impfplan einzuhalten und bei Bedarf Auffrischungsimpfungen durchzuführen.

Dies sind einige der besten Methoden zur Stärkung des Immunsystems und zur Verbesserung Ihrer Gesundheit. Bedenken Sie jedoch, dass diese nicht spezifisch für COVID-19 sind und dass keine Nahrungsergänzung, Ernährung oder Änderung des Lebensstils Sie vor der Entwicklung von COVID-19 schützen kann. Der beste Weg, COVID-19 vorzubeugen, besteht darin, die Richtlinien des öffentlichen Gesundheitswesens zu befolgen, z. B. eine Maske zu tragen, körperliche

Distanz zu wahren, sich häufig die Hände zu waschen und große Versammlungen zu vermeiden.

Wie geht man mit Stress, Schlaf, Bewegung und Hygiene um, um das Immunsystem zu stärken?

Das komplexe Netzwerk aus Zellen, Geweben und Organen, aus dem das Immunsystem besteht, schützt den Körper vor gefährlichen Eindringlingen wie Bakterien, Viren, Pilzen und Parasiten. Als natürliche Reaktion auf Schäden oder Infektionen ist eine Entzündung eine weitere Funktion des Immunsystems. Wenn das Immunsystem jedoch nicht richtig funktioniert, kann es zu Problemen wie Allergien, Autoimmunerkrankungen, chronischen Infektionen und Krebs kommen.

Einer der Faktoren, die das Immunsystem beeinflussen können, ist der Lebensstil des Einzelnen. Stress, Schlaf, Bewegung und Hygiene sind einige Aspekte des Lebensstils, die sich positiv oder negativ auf das

Immunsystem auswirken können. Hier sind einige Tipps, wie Sie diese Faktoren für eine optimale Immungesundheit in den Griff bekommen:

Stress: Stress ist ein natürlicher und unvermeidbarer Teil des Lebens, aber zu viel Stress kann das Immunsystem schwächen und es anfälliger für Infektionen und Krankheiten machen. Stress kann auch Entzündungen auslösen oder verschlimmern, die das Gewebe und die Organe des Körpers schädigen können. Daher ist es wichtig, gesunde Wege zur Stressbewältigung zu finden, wie zum Beispiel Entspannungstechniken, Meditation, Yoga, Atemübungen, Hobbys, soziale Unterstützung, Beratung oder Therapie. Auch das Vermeiden oder Begrenzen von Stressquellen, wie zum Beispiel Beruf, Familie oder finanzielle Probleme, kann helfen, den Stresspegel zu senken.

Schlafen: Schlaf ist wichtig für das Immunsystem, da er dem Körper die Möglichkeit gibt, sich auszuruhen, zu reparieren und zu regenerieren. Während des Schlafs produziert und setzt das Immunsystem verschiedene Moleküle frei, die bei der Bekämpfung von Infektionen und Entzündungen helfen, wie zum Beispiel Zytokine, Antikörper und natürliche Killerzellen. Schlafmangel oder schlechte Schlafqualität können das Immunsystem schwächen und das Risiko von Krankheiten und Infektionen erhöhen. Daher wird empfohlen, mindestens sieben bis acht Stunden pro Nacht zu schlafen und gute Schlafhygienepraktiken einzuhalten, wie z. B. einen regelmäßigen Schlafrhythmus, die Vermeidung von Koffein, Alkohol, Nikotin und schweren Mahlzeiten vor dem Zubettgehen sowie die Einhaltung des Schlafzimmers Halten Sie es dunkel, ruhig und komfortabel und vermeiden Sie die Verwendung elektronischer Geräte vor oder während des Schlafens.

Übung: Bewegung wirkt sich positiv auf das Immunsystem aus, da sie zur Verbesserung der Blutzirkulation, der Sauerstoffversorgung und der Lymphdrainage beiträgt, die alle für die Funktion des Immunsystems wichtig sind. Bewegung hilft auch, Stress abzubauen, die Stimmung zu verbessern und die Schlafqualität zu verbessern, was auch das Immunsystem stärken kann. Zu viel oder zu intensiver Sport kann jedoch den gegenteiligen Effekt haben, da er zu körperlichem und geistigem Stress, Entzündungen und Gewebeschäden führen kann, die das Immunsystem schwächen und das Risiko von Infektionen und Krankheiten erhöhen können. Daher wird empfohlen, einem moderaten und ausgewogenen Trainingsprogramm zu folgen, das Aerobic-, Kraft- und Beweglichkeitsübungen umfasst, und sich zwischen den Trainingseinheiten ausreichend auszuruhen und zu erholen.

Hygiene: Hygiene ist ein weiterer Faktor, der das Immunsystem beeinflussen kann, da sie dazu beiträgt, die Exposition und Übertragung schädlicher Keime zu verhindern, die Infektionen und Krankheiten verursachen können. Zu den Hygienemaßnahmen gehört das häufige und gründliche Händewaschen mit Wasser und Seife, insbesondere vor und nach dem Essen, nach dem Toilettengang, nach dem Husten, Niesen oder Naseputzen und nach dem Berühren potenziell kontaminierter Oberflächen oder Gegenstände. Zur Hygiene gehört auch, beim Husten oder Niesen Mund und Nase mit einem Taschentuch oder Ellenbogen zu bedecken und das Taschentuch ordnungsgemäß zu entsorgen. Zur Hygiene gehört auch, den Körper, Haare, Nägel, Zähne und Kleidung sauber zu halten und das Teilen persönlicher Gegenstände wie Handtücher, Zahnbürsten, Rasierer oder Utensilien zu vermeiden.

Hygiene bedeutet auch, zu Hause zu bleiben und bei Krankheit einen Arzt aufzusuchen sowie den empfohlenen Impfplan einzuhalten, um bestimmten Krankheiten vorzubeugen.

So vermeiden oder reduzieren Sie die Exposition gegenüber Toxinen und Krankheitserregern, die das Immunsystem schwächen.

Der Körper wird durch das komplexe Netzwerk aus Zellen, Geweben und Organen, aus denen das Immunsystem besteht, vor gefährlichen Eindringlingen wie Bakterien, Viren, Pilzen und Parasiten geschützt. Das Immunsystem hilft auch bei der Regulierung von Entzündungen, die eine normale Reaktion auf

Verletzungen oder Infektionen sind. Allerdings kann das Immunsystem auch durch äußere Faktoren wie Toxine und Krankheitserreger beeinträchtigt werden, die seine Funktion schwächen und das Risiko von Infektionen und Krankheiten erhöhen können.

Toxine sind Substanzen, die die Zellen und Gewebe des Körpers schädigen und die normale Funktion der Organe und Systeme beeinträchtigen können. Giftstoffe können aus verschiedenen Quellen stammen, beispielsweise aus Luftverschmutzung, Wasserverschmutzung, Lebensmittelzusatzstoffen, Pestiziden, Drogen, Alkohol, Tabak, Kosmetika, Haushaltsprodukten und Industrieabfällen. Giftstoffe können auch durch Stoffwechselvorgänge oder Infektionen vom Körper selbst produziert werden.

Krankheitserreger sind Mikroorganismen, die im Körper Infektionen und Krankheiten verursachen können, beispielsweise Bakterien, Viren, Pilze und Parasiten. Krankheitserreger können auf verschiedenen Wegen in den Körper gelangen, beispielsweise durch Einatmen,

Verschlucken, Hautkontakt, sexuellen Kontakt oder Insektenstiche. Krankheitserreger können auch von Mensch zu Mensch oder von Tier zu Mensch übertragen werden.

Um die Exposition gegenüber Giftstoffen und Krankheitserregern, die das Immunsystem schwächen, zu vermeiden oder zu reduzieren, sollten Sie folgende Tipps befolgen:

Giftstoffe: Um die Belastung durch Giftstoffe zu verringern, ist es ratsam, den Konsum körperschädigender Substanzen wie Drogen, Alkohol, Tabak und Koffein zu vermeiden oder einzuschränken. Es ist außerdem wichtig, biologische, frische und unverarbeitete Lebensmittel zu wählen und diese vor dem Verzehr gründlich zu waschen. Es wird außerdem empfohlen, gefiltertes oder gereinigtes Wasser zu trinken und Plastikflaschen oder -behälter zu vermeiden, die Chemikalien ins Wasser abgeben können. Auch bei der

Körperpflege, Reinigung und Gartenarbeit ist es von Vorteil, natürliche oder umweltfreundliche Produkte zu verwenden und auf synthetische Duft-, Farb- und Konservierungsstoffe zu verzichten. Es ist auch wichtig, die Belastung durch Luftverschmutzung zu vermeiden oder zu minimieren, indem Sie Luftreiniger, Masken oder Filter verwenden und das Rauchen oder Passivrauchen vermeiden. Es ist auch hilfreich, den Körper regelmäßig zu entgiften, indem man Lebensmittel zu sich nimmt, die die Leber, die Nieren und den Dickdarm unterstützen, wie zum Beispiel Kreuzblütler, Knoblauch, Zwiebeln, Kurkuma, Ingwer, Zitrone, Apfel, Rote Bete und Leinsamen. Es ist außerdem ratsam, Sport zu treiben, zu schwitzen und Flüssigkeit zu sich zu nehmen, um dem Körper dabei zu helfen, Giftstoffe über die Haut, die Lunge und den Urin auszuscheiden.

Krankheitserreger: Um die Exposition gegenüber Krankheitserregern zu vermeiden oder zu reduzieren, ist es wichtig, eine gute Hygiene zu praktizieren, wie z. B. häufiges und gründliches Händewaschen mit Wasser und Seife, insbesondere vor und nach dem Essen, nach dem

Toilettengang, nach dem Husten, Niesen oder Putzen Nase und nach dem Berühren potenziell kontaminierter Oberflächen oder Gegenstände. Es ist außerdem wichtig, beim Husten oder Niesen Mund und Nase mit einem Taschentuch oder Ellenbogen zu bedecken und das Taschentuch ordnungsgemäß zu entsorgen. Es ist außerdem notwendig, Körper, Haare, Nägel, Zähne und Kleidung sauber zu halten und die gemeinsame Nutzung persönlicher Gegenstände wie Handtücher, Zahnbürsten, Rasierer oder Utensilien zu vermeiden. Es ist außerdem ratsam, bei Krankheit zu Hause zu bleiben und einen Arzt aufzusuchen und sich an den empfohlenen Impfplan zu halten, um bestimmten Krankheiten vorzubeugen. Es ist auch von Vorteil, den Kontakt mit kranken oder infizierten Menschen oder Tieren zu vermeiden oder einzuschränken und sich bei sexuellen Aktivitäten zu schützen. Es ist auch hilfreich, das Immunsystem zu stärken, indem man sich ausgewogen und nahrhaft ernährt, Nahrungsergänzungsmittel wie Vitamin C, Zink und Probiotika einnimmt und mit Stress, Schlaf und Bewegung umgeht.

Kapitel 4: Natürliche Heilmittel gegen häufige Immunerkrankungen

Natürliche Heilmittel für häufige Immunerkrankungen

Der Körper wird durch das komplexe Netzwerk aus Zellen, Geweben und Organen, aus denen das Immunsystem besteht, vor gefährlichen Eindringlingen wie Bakterien, Viren, Pilzen und Parasiten geschützt. Das Immunsystem hilft auch bei der Regulierung von Entzündungen, die eine normale Reaktion auf Verletzungen oder Infektionen sind. Manchmal kann es jedoch zu Fehlfunktionen des Immunsystems kommen, die zu Problemen wie Allergien, Autoimmunerkrankungen, chronischen Infektionen und Krebs führen können. Dies sind einige der häufigsten Immunerkrankungen, von denen Millionen Menschen auf der ganzen Welt betroffen sind.

Allergien: Allergien sind Überempfindlichkeitsreaktionen des Immunsystems auf bestimmte Stoffe wie Pollen, Staub, Tierhaare, Nahrungsmittel oder Medikamente. Allergien können Symptome wie Niesen, Juckreiz, laufende Nase, tränende Augen, Nesselsucht, Hautausschlag, Schwellungen oder Anaphylaxie verursachen. Einige der natürlichen Heilmittel, die helfen können, allergische Reaktionen zu reduzieren, sind:

Quercetin: Ein Flavonoid mit entzündungshemmenden und antihistaminischen Eigenschaften ist Quercetin. Es kann helfen, die Freisetzung von Histamin zu hemmen, einer Chemikalie, die allergische Symptome auslöst. Quercetin kann in Lebensmitteln wie Äpfeln, Zwiebeln, Beeren, Weintrauben, Brokkoli und grünem Tee gefunden oder als Nahrungsergänzungsmittel eingenommen werden.

Bromelain: Bromelain ist ein Enzym, das aus Ananasstängeln gewonnen wird. Es kann helfen,

Entzündungen und Schwellungen zu reduzieren und die Aufnahme von Quercetin zu verbessern. Bromelain kann als Nahrungsergänzungsmittel eingenommen oder als frische Ananas gegessen werden.

Brennnessel: Brennnessel ist ein Kraut mit entzündungshemmender und antihistaminischer Wirkung. Es kann helfen, verstopfte Nase, Niesen und Juckreiz zu lindern. Brennnessel kann als Tinktur, Tee oder Tablette eingenommen werden.

Autoimmunerkrankungen: Autoimmunerkrankungen sind Erkrankungen, bei denen das Immunsystem körpereigene Gewebe und Organe wie Gelenke, Haut, Schilddrüse, Bauchspeicheldrüse oder Nervensystem angreift. Zu den häufigsten Autoimmunerkrankungen zählen rheumatoide Arthritis, Psoriasis, Hashimoto-Thyreoiditis, Typ-1-Diabetes und Multiple Sklerose. Einige der natürlichen Heilmittel, die dabei helfen können, das Immunsystem zu modulieren und Autoimmunerkrankungen vorzubeugen oder zu behandeln, sind:

Omega-3-Fettsäuren: Omega-3-Fettsäuren sind essentielle Fette mit entzündungshemmender und immunmodulatorischer Wirkung. Sie können dazu beitragen, die Produktion entzündungsfördernder Zytokine zu reduzieren, bei denen es sich um Moleküle handelt, die Entzündungen und Gewebeschäden fördern. Omega-3-Fettsäuren können in Lebensmitteln wie Fisch, Leinsamen, Chiasamen, Walnüssen und Algen gefunden oder als Nahrungsergänzungsmittel eingenommen werden.

Vitamin D: Vitamin D ist ein Hormon, das das Immunsystem reguliert und dabei hilft, Autoimmunerkrankungen vorzubeugen. Vitamin D kann dazu beitragen, die Aktivität der T-Zellen auszugleichen, einer Art weißer Blutkörperchen, die den Körper entweder schützen oder angreifen können.

Vitamin D kann durch Sonneneinstrahlung, Nahrungsmittel wie fetten Fisch, Eigelb, Pilze und angereicherte Milchprodukte gewonnen oder als Nahrungsergänzungsmittel eingenommen werden.

Curcumin: Curcumin ist eine Verbindung, die aus Kurkuma gewonnen wird, einem Gewürz, das in der asiatischen Küche weit verbreitet ist. Curcumin hat entzündungshemmende und antioxidative Eigenschaften.

Es kann dazu beitragen, die Aktivierung des Kernfaktors Kappa B (NF-kB) zu hemmen, einem Protein, das die Expression von Genen steuert, die an Entzündungen und Autoimmunität beteiligt sind. Curcumin kann als Nahrungsergänzung eingenommen oder der Nahrung zugesetzt werden.

Chronische Infektionen: Chronische Infektionen sind anhaltende oder wiederkehrende Infektionen, die durch Mikroorganismen verursacht werden, die sich den Abwehrkräften des Immunsystems entziehen oder ihnen widerstehen, wie z. B. Bakterien, Viren, Pilze oder Parasiten. Chronische Infektionen können Symptome wie Fieber, Müdigkeit, Schmerzen, Entzündungen oder Organstörungen verursachen. Einige der natürlichen Heilmittel, die dazu beitragen können, die Fähigkeit des Immunsystems zur Bekämpfung chronischer Infektionen zu stärken, sind:

Knoblauch: Knoblauch ist ein Kraut mit antimikrobiellen, antiviralen, antimykotischen und antiparasitären Eigenschaften.

Es kann dabei helfen, verschiedene Krankheitserreger wie Helicobacter pylori, Candida albicans, Escherichia coli, Staphylococcus aureus und das Herpes-simplex-Virus abzutöten oder deren Wachstum zu hemmen. Knoblauch kann auch die Aktivität der natürlichen Killerzellen stimulieren, einer Art weißer Blutkörperchen, die infizierte Zellen zerstören können. Knoblauch kann roh, gekocht oder als Nahrungsergänzungsmittel eingenommen werden.

Echinacea: Echinacea ist eine Blume mit immunstimulierender und entzündungshemmender Wirkung. Es kann dazu beitragen, die Produktion und Funktion der weißen Blutkörperchen wie Makrophagen, Neutrophilen und Lymphozyten zu steigern, die an der Reaktion des Immunsystems auf Infektionen beteiligt sind. Echinacea kann auch dazu beitragen, die Schwere und Dauer der Symptome von Erkältungen und Grippe zu reduzieren. Echinacea kann als Tee, Kapsel oder Tinktur eingenommen werden.

Oreganoöl: Oreganoöl ist ein ätherisches Öl, das aus der Oreganopflanze gewonnen wird. Es hat starke antimikrobielle, antivirale, antimykotische und antiparasitäre Eigenschaften. Es kann helfen, verschiedene Krankheitserreger wie Streptococcus pneumoniae, Pseudomonas aeruginosa, Klebsiella pneumoniae und Giardia lamblia abzutöten oder deren Wachstum zu hemmen. Oreganoöl kann auch dazu beitragen, die Reaktion des Immunsystems auf Infektionen zu stärken. Oreganoöl kann als Kapsel eingenommen, in Wasser oder Öl verdünnt oder äußerlich aufgetragen werden.

Was sind die häufigsten Immunerkrankungen und ihre Ursachen und Symptome?

Häufige Immunerkrankungen: Ursachen und Symptome

Der Abwehrmechanismus des Körpers gegen pathogene Eindringlinge wie Bakterien, Viren, Pilze und Parasiten ist das Immunsystem, ein ausgeklügeltes Netzwerk aus Zellen, Geweben und Organen. Das Immunsystem hilft auch bei der Regulierung von Entzündungen, die eine normale Reaktion auf Verletzungen oder Infektionen sind. Manchmal kann es jedoch zu Fehlfunktionen des Immunsystems kommen, die zu Problemen wie Allergien, Autoimmunerkrankungen, chronischen Infektionen und Krebs führen können. Dies sind einige der häufigsten Immunerkrankungen, von denen Millionen Menschen auf der ganzen Welt betroffen sind.

Allergien: Allergien sind Überempfindlichkeitsreaktionen des Immunsystems auf bestimmte Stoffe wie Pollen, Staub, Tierhaare, Nahrungsmittel oder Medikamente. Das Immunsystem erkennt diese Stoffe fälschlicherweise als fremd und gefährlich und produziert Antikörper, um sie zu bekämpfen. Dadurch werden Histamin und andere Stoffe freigesetzt, die allergische Reaktionen auslösen. Die Symptome einer Allergie können je nach Art und Schwere der Reaktion variieren, sie können jedoch Niesen, Juckreiz, laufende Nase, tränende Augen, Nesselsucht, Hautausschlag, Schwellung oder Anaphylaxie umfassen. Anaphylaxie ist eine lebensbedrohliche Erkrankung, die zu Atembeschwerden, niedrigem Blutdruck, Schock oder zum Tod führen kann. Die Ursachen von Allergien sind nicht vollständig geklärt, sie können jedoch genetische, umweltbedingte und Lebensstilfaktoren beinhalten.

Autoimmunerkrankungen: Autoimmunerkrankungen sind Erkrankungen, bei denen das Immunsystem körpereigene Gewebe und Organe wie Gelenke, Haut, Schilddrüse, Bauchspeicheldrüse oder Nervensystem angreift. Das Immunsystem erkennt diese Gewebe und Organe fälschlicherweise als fremd und schädlich und produziert Antikörper, um sie zu zerstören.

Dadurch kommt es zu Entzündungen und Gewebeschäden, die zu verschiedenen Symptomen und Komplikationen führen können. Die Symptome von Autoimmunerkrankungen können je nach Art und Lage des betroffenen Gewebes oder Organs variieren, sie können jedoch Schmerzen, Steifheit, Schwellung, Rötung, Hitze, Müdigkeit, Fieber, Gewichtsverlust, Haarausfall, Hautausschläge, Blasen und Geschwüre umfassen , trockene Augen, trockener Mund, Taubheitsgefühl, Kribbeln, Schwäche, Lähmungen, Sehstörungen, Hörprobleme, kognitive Probleme, Stimmungsprobleme oder Organversagen. Die Ursachen von Autoimmunerkrankungen sind nicht vollständig geklärt, sie können jedoch genetische, umweltbedingte, hormonelle und infektiöse Faktoren beinhalten.

Chronische Infektionen: Chronische Infektionen sind anhaltende oder wiederkehrende Infektionen, die durch Mikroorganismen verursacht werden, die sich den Abwehrkräften des Immunsystems entziehen oder ihnen widerstehen, wie z. B. Bakterien, Viren, Pilze oder Parasiten. Das Immunsystem ist nicht in der Lage, diese Mikroorganismen vollständig zu eliminieren und sie verbleiben lange im Körper und verursachen Symptome und Komplikationen. Die Symptome chronischer Infektionen können je nach Art und Ort der Infektion variieren, sie können jedoch Fieber, Müdigkeit, Schmerzen, Entzündungen oder Organfunktionsstörungen umfassen.

Die Ursachen chronischer Infektionen können genetische, umweltbedingte oder Lebensstilfaktoren sein, die das Immunsystem schwächen, oder die Fähigkeit der Mikroorganismen, sich anzupassen, zu mutieren oder sich vor dem Immunsystem zu verstecken.

Krebs: Krebs ist eine Erkrankung, bei der die Zellen im Körper abnormal und unkontrolliert wachsen und sich teilen und dabei Tumore oder Massen bilden, die in umliegende Gewebe und Organe eindringen und diese schädigen können. Krebs kann sich auch über das Blut- oder Lymphsystem auf andere Körperteile ausbreiten und Metastasen verursachen. Das Immunsystem spielt eine Rolle bei der Vorbeugung und Bekämpfung von Krebs, indem es abnormale oder beschädigte Zellen erkennt und eliminiert oder die Produktion natürlicher Killerzellen, zytotoxischer T-Zellen oder Antikörper stimuliert, die Krebszellen angreifen und zerstören können. Manchmal gelingt es dem Immunsystem jedoch nicht, oder die Krebszellen entziehen sich der Reaktion des Immunsystems oder unterdrücken sie, sodass der Krebs wachsen und fortschreiten kann. Die Krebssymptome können je nach Art und Lokalisation des Krebses unterschiedlich sein, sie können jedoch Knoten, Beulen, Muttermale oder Wucherungen umfassen, die sich in Größe, Form, Farbe oder Textur ändern, Schmerzen, Blutungen, Blutergüsse, Schwellungen und Gewichtsverlust , Appetitlosigkeit,

Müdigkeit, Fieber, Nachtschweiß, Husten, Kurzatmigkeit, Schluckbeschwerden, Heiserkeit, Übelkeit, Erbrechen, Durchfall, Verstopfung, Gelbsucht oder Organversagen. Die Ursachen von Krebs sind nicht vollständig geklärt, sie können jedoch genetische, umweltbedingte, lebensstilbedingte oder infektiöse Faktoren beinhalten, die die DNA der Zellen schädigen oder die normale Funktion des Immunsystems beeinträchtigen.

So verhindern und behandeln Sie häufige Immunerkrankungen auf natürliche Weise

Der Körper wird durch das komplexe Netzwerk aus Zellen, Geweben und Organen, aus denen das Immunsystem besteht, vor gefährlichen Eindringlingen wie Bakterien, Viren, Pilzen und Parasiten geschützt. Das Immunsystem hilft auch bei der Regulierung von Entzündungen, die eine normale Reaktion auf

Verletzungen oder Infektionen sind. Manchmal kann es jedoch zu Fehlfunktionen des Immunsystems kommen, die zu Problemen wie Allergien, Autoimmunerkrankungen, chronischen Infektionen und Krebs führen können. Dies sind einige der häufigsten Immunerkrankungen, von denen Millionen Menschen auf der ganzen Welt betroffen sind.

Glücklicherweise gibt es einige natürliche Möglichkeiten, diesen Immunstörungen vorzubeugen und sie zu behandeln, indem sie das Immunsystem unterstützen und sein Gleichgewicht und seine Funktion wiederherstellen. Hier sind einige davon:

Ernährung: Die Ernährung spielt eine wichtige Rolle für das Immunsystem, da sie den Immunzellen die Nährstoffe und Energie liefert, die sie zur Erfüllung ihrer Aufgaben benötigen. Eine gesunde und ausgewogene Ernährung kann zur Vorbeugung und Behandlung von Immunstörungen beitragen, indem sie die essentiellen Vitamine, Mineralien, Antioxidantien und sekundären Pflanzenstoffe bereitstellt, die das Immunsystem modulieren und Entzündungen reduzieren können. Zu den Lebensmitteln, die das Immunsystem stärken können, gehören Obst, Gemüse, Nüsse, Samen, Hülsenfrüchte, Vollkornprodukte, Pilze, Kräuter, Gewürze und fermentierte Lebensmittel. Zu den Lebensmitteln, die das Immunsystem schädigen können, gehören verarbeitete Lebensmittel, raffinierter Zucker, künstliche Süßstoffe, Transfette, Alkohol und Koffein. Daher ist es ratsam, mehr von den ersteren und weniger von den letzteren zu essen und Nahrungsmittelallergien oder -überempfindlichkeiten zu vermeiden, die Immunstörungen auslösen oder verschlimmern können. Nahrungsergänzungsmittel: Nahrungsergänzungsmittel sind Substanzen, die zusätzliche oder spezifische Nährstoffe oder Verbindungen liefern können, die in der Ernährung möglicherweise fehlen oder nicht ausreichen, oder die therapeutische Wirkungen auf das Immunsystem haben können. Nahrungsergänzungsmittel können zur Vorbeugung und Behandlung von Immunstörungen beitragen, indem sie die Funktion des Immunsystems verbessern und Entzündungen reduzieren. Nahrungsergänzungsmittel sollten jedoch mit

Vorsicht und unter Anleitung eines medizinischen Fachpersonals verwendet werden, da sie Nebenwirkungen oder Wechselwirkungen mit anderen Medikamenten oder Nahrungsergänzungsmitteln haben können. Zu den Nahrungsergänzungsmitteln, die das Immunsystem stärken können, gehören Vitamin C, Vitamin D, Zink, Selen, Probiotika, Omega-3-Fettsäuren, Curcumin, Quercetin, Bromelain, Echinacea, Knoblauch, Oreganoöl und Astragalus.

Lebensstil: Der Lebensstil ist ein weiterer Faktor, der das Immunsystem beeinflussen kann, da er das körperliche, geistige und emotionale Wohlbefinden des Einzelnen beeinflusst. Ein gesunder und ausgewogener Lebensstil kann zur Vorbeugung und Behandlung von Immunstörungen beitragen, indem er Stress reduziert, den Schlaf verbessert, mehr Bewegung macht und die Hygiene aufrechterhält.

Stress kann das Immunsystem schwächen und Entzündungen verstärken. Daher ist es wichtig, gesunde Wege zur Stressbewältigung zu finden, wie zum Beispiel Entspannungstechniken, Meditation, Yoga, Atemübungen, Hobbys, soziale Unterstützung, Beratung oder Therapie. Schlaf kann das Immunsystem wiederherstellen und Entzündungen reduzieren. Daher wird empfohlen, mindestens sieben bis acht Stunden pro Nacht zu schlafen und gute Schlafhygienepraktiken einzuhalten, wie z. B. einen regelmäßigen Schlafplan, die Vermeidung von Koffein, Alkohol, Nikotin usw. und schwere Mahlzeiten vor dem Schlafengehen, halten Sie das Schlafzimmer dunkel, ruhig und komfortabel und vermeiden Sie die Verwendung elektronischer Geräte vor oder während des Schlafens. Sport kann die Durchblutung, die Sauerstoffversorgung und den Lymphabfluss verbessern, die alle für die Funktion des Immunsystems wichtig sind. Sport kann auch Stress reduzieren, die Stimmung verbessern und die Schlafqualität verbessern, was auch das Immunsystem stärken kann. Zu viel oder zu intensive Bewegung kann jedoch den gegenteiligen Effekt haben, da sie zu körperlichem und geistigem Stress, Entzündungen und Gewebeschäden führen kann, die das Immunsystem schwächen und das Risiko von Krankheiten und Infektionen erhöhen können.

Daher wird empfohlen, einem moderaten und ausgewogenen Trainingsprogramm zu folgen, das Aerobic-, Kraft- und Beweglichkeitsübungen umfasst, und sich zwischen den Trainingseinheiten ausreichend auszuruhen und zu erholen. Hygiene kann die Exposition und Übertragung schädlicher Keime verhindern, die Infektionen und Krankheiten verursachen können. Zu den Hygienemaßnahmen gehört das häufige und gründliche Händewaschen mit Wasser und Seife, insbesondere vor und nach dem Essen, nach dem Toilettengang, nach dem Husten, Niesen oder Naseputzen und nach dem Berühren potenziell kontaminierter Oberflächen oder Gegenstände. Zur Hygiene gehört auch, beim Husten oder Niesen Mund und Nase mit einem Taschentuch oder Ellenbogen zu bedecken und das Taschentuch ordnungsgemäß zu entsorgen. Zur Hygiene gehört auch, den Körper, Haare, Nägel, Zähne und Kleidung sauber zu halten und das Teilen persönlicher Gegenstände wie Handtücher, Zahnbürsten, Rasierer oder Utensilien zu vermeiden. Hygiene bedeutet auch, zu Hause zu bleiben und bei Krankheit einen Arzt aufzusuchen sowie den empfohlenen Impfplan einzuhalten, um bestimmten Krankheiten vorzubeugen.

Natürliche Heilmittel gegen Erkältungen, Grippe, Allergien, Asthma, Autoimmunerkrankungen und mehr

Erkältungen, Grippe, Allergien, Asthma und Autoimmunerkrankungen gehören zu den häufigsten Immunerkrankungen, von denen Millionen Menschen auf der ganzen Welt betroffen sind. Sie werden durch eine Fehlfunktion des Immunsystems verursacht, das den Körper entweder nicht vor schädlichen Eindringlingen schützt oder körpereigene Gewebe und Organe angreift. Diese Immunstörungen können verschiedene Symptome und Komplikationen verursachen, wie z. B. Fieber, Husten, Halsschmerzen, laufende Nase, verstopfte Nase, Niesen, Juckreiz, pfeifende Atmung, Kurzatmigkeit, Hautausschläge, Nesselsucht, Schwellungen, Schmerzen,

Entzündungen, Müdigkeit, Gewichtsverlust, Haarausfall
Verlust, Organfunktionsstörung oder Organversagen.

Für diese Immunstörungen stehen zwar herkömmliche
Behandlungsmethoden wie Medikamente, Inhalatoren,
Injektionen oder Operationen zur Verfügung, diese
können jedoch Nebenwirkungen oder Einschränkungen
haben und die Grundursache des Problems
möglicherweise nicht angehen.

Daher suchen viele Menschen nach natürlichen
Heilmitteln, die zur Vorbeugung und Behandlung dieser
Immunstörungen beitragen können, indem sie das
Immunsystem unterstützen und sein Gleichgewicht und
seine Funktion wiederherstellen. Hier sind einige der
natürlichen Heilmittel, die das Immunsystem stärken und
bei der Bekämpfung dieser Immunerkrankungen helfen
können:

Honig: Honig ist ein natürlicher Süßstoff mit
antimikrobiellen, antiviralen, entzündungshemmenden
und antioxidativen Eigenschaften. Es kann helfen, den
Hals zu beruhigen, Husten zu unterdrücken, Bakterien
und Viren abzutöten oder deren Wachstum zu hemmen,

Entzündungen zu reduzieren und das Immunsystem zu stärken. Honig kann pur eingenommen oder mit Zitrone, Ingwer oder Zimt gemischt oder zu Tee, Wasser oder Milch hinzugefügt werden. Allerdings sollte Honig Kindern unter einem Jahr nicht verabreicht werden, da er Botulinumsporen enthalten kann, die Säuglingsbotulismus verursachen können, eine seltene, aber schwerwiegende Erkrankung, die das Nervensystem beeinträchtigt.

Ingwer: Ingwer ist ein Gewürz mit entzündungshemmender, antiviraler, antimykotischer und antioxidativer Wirkung. Es kann helfen, Übelkeit, Erbrechen, Durchfall, Verdauungsstörungen, Blähungen, Blähungen und Krämpfe zu lindern und die Verdauung und Aufnahme von Nährstoffen anzuregen.

Ingwer kann auch dazu beitragen, Entzündungen, Schmerzen und Schwellungen zu lindern und die Reaktion des Immunsystems auf Infektionen zu verbessern. Ingwer kann als Tee, Kapsel oder Tinktur eingenommen oder dem Essen, Wasser oder Saft zugesetzt werden.

Kurkuma: Kurkuma ist ein Gewürz mit entzündungshemmenden, antioxidativen, antiviralen, antimykotischen und krebsbekämpfenden Eigenschaften. Es kann dazu beitragen, die Aktivierung des Kernfaktors Kappa B (NF-kB) zu hemmen, einem Protein, das die Expression von Genen steuert, die an Entzündungen und Autoimmunität beteiligt sind. Kurkuma kann auch dazu beitragen, die Aktivität der T-Zellen zu modulieren, einer Art weißer Blutkörperchen, die den Körper entweder schützen oder angreifen können. Kurkuma kann auch zur Vorbeugung oder Behandlung von Krebs beitragen, indem es Apoptose oder den programmierten Zelltod der Krebszellen induziert und die Angiogenese, also die Bildung neuer Blutgefäße, die die Tumore versorgen, hemmt. Kurkuma kann als Nahrungsergänzung eingenommen oder zu Nahrungsmitteln, Wasser oder Milch hinzugefügt werden. Allerdings sollte Kurkuma zusammen mit schwarzem Pfeffer eingenommen werden, der Piperin enthält, eine Verbindung, die die Absorption und Bioverfügbarkeit von Curcumin, dem Wirkstoff in Kurkuma, erhöhen kann.

Knoblauch: Knoblauch ist ein Kraut mit antimikrobiellen, antiviralen, antimykotischen und antiparasitären Eigenschaften. Es kann dabei helfen, verschiedene Krankheitserreger wie Helicobacter pylori, Candida albicans, Escherichia coli, Staphylococcus aureus und das Herpes-simplex-Virus abzutöten oder deren Wachstum zu hemmen. Knoblauch kann auch die Aktivität der natürlichen Killerzellen stimulieren, einer Art weißer Blutkörperchen, die infizierte Zellen zerstören können. Knoblauch kann auch dazu beitragen, den Blutdruck, den Cholesterin- und Blutzuckerspiegel zu senken und Herz-Kreislauf-Erkrankungen wie Arteriosklerose, Schlaganfall und Herzinfarkt vorzubeugen oder zu behandeln. Knoblauch kann roh, gekocht oder als Nahrungsergänzungsmittel eingenommen werden.

- Probiotika: Probiotika sind nützliche Bakterien, die im Darm leben und dabei helfen, das Gleichgewicht der Darmmikrobiota, der Gemeinschaft der Mikroorganismen, die im Verdauungstrakt leben, aufrechtzuerhalten. Die Darmmikrobiota spielt eine entscheidende Rolle im Immunsystem, da sie dabei hilft,

Nährstoffe zu verdauen und aufzunehmen, Vitamine und kurzkettige Fettsäuren zu produzieren, mit Krankheitserregern zu konkurrieren und die Funktion und Reaktion des Immunsystems zu modulieren. Probiotika können zur Vorbeugung und Behandlung von Immunstörungen beitragen, indem sie die Barrierefunktion des Darms verbessern, das Eindringen und die Kolonisierung von Krankheitserregern verhindern, Entzündungen reduzieren und die Aktivität und Toleranz des Immunsystems regulieren. Probiotika können in fermentierten Lebensmitteln wie Joghurt, Kefir, Sauerkraut, Kimchi, Miso, Tempeh und Kombucha gefunden oder als Nahrungsergänzungsmittel eingenommen werden. Probiotika sollten jedoch sorgfältig ausgewählt werden, da verschiedene Stämme unterschiedliche Wirkungen haben können und einige möglicherweise für bestimmte Erkrankungen oder Personen nicht geeignet sind.

Wann sollte man medizinische Hilfe in Anspruch nehmen und welche konventionellen Behandlungsmöglichkeiten gibt es bei Immunerkrankungen?

Immunerkrankungen sind Erkrankungen, bei denen das Immunsystem versagt und Probleme wie Allergien, Autoimmunerkrankungen, chronische Infektionen und Krebs verursacht. Diese Immunstörungen können verschiedene Teile des Körpers betreffen und verschiedene Symptome und Komplikationen verursachen, wie z. B. Fieber, Husten, Halsschmerzen, laufende Nase, verstopfte Nase, Niesen, Juckreiz, pfeifende Atmung, Atemnot, Hautausschläge, Nesselsucht, Schwellungen, Schmerzen und Entzündungen , Müdigkeit, Gewichtsverlust, Haarausfall, Organfunktionsstörungen oder Organversagen.

Zwar gibt es einige natürliche Heilmittel, die zur Vorbeugung und Behandlung dieser Immunstörungen beitragen können, indem sie das Immunsystem unterstützen und sein Gleichgewicht und seine Funktion wiederherstellen, in manchen Fällen oder Situationen sind sie jedoch möglicherweise nicht ausreichend oder wirksam. Daher ist es wichtig zu wissen, wann medizinische Hilfe in Anspruch genommen werden muss und welche herkömmlichen Behandlungsmöglichkeiten für diese Immunerkrankungen bestehen.

Wann Sie medizinische Hilfe suchen sollten

In folgenden Fällen oder Situationen ist es ratsam, bei Immunstörungen ärztliche Hilfe in Anspruch zu nehmen:

Wenn die Symptome schwerwiegend, anhaltend oder wiederkehrend sind oder die täglichen Aktivitäten oder die Lebensqualität beeinträchtigen.

Wenn die Symptome von anderen Anzeichen einer schweren Erkrankung begleitet werden, wie z. B. hohem

Fieber, Atembeschwerden, Brustschmerzen, Verwirrtheit, Ohnmacht oder Blutungen.

Wenn sich die Symptome nicht bessern oder verschlimmern, nachdem über einen angemessenen Zeitraum natürliche Heilmittel oder rezeptfreie Medikamente ausprobiert wurden.

Wenn die Symptome durch ein bekanntes oder vermutetes Allergen verursacht werden und das Risiko einer Anaphylaxie besteht, einer lebensbedrohlichen allergischen Reaktion, die zu Atembeschwerden, niedrigem Blutdruck, Schock oder zum Tod führen kann.

Wenn die Symptome durch eine bekannte oder vermutete Infektion verursacht werden, besteht das Risiko von Komplikationen wie Lungenentzündung, Meningitis, Sepsis oder Organversagen.

Wenn die Symptome durch eine bekannte oder vermutete Autoimmunerkrankung verursacht werden und das Risiko einer Schädigung oder Funktionsstörung des betroffenen Gewebes oder Organs besteht, beispielsweise der Gelenke, der Haut, der Schilddrüse, der Bauchspeicheldrüse oder des Nervensystems.

Wenn die Symptome durch eine bekannte oder vermutete Krebserkrankung verursacht werden und die Gefahr des Wachstums, der Invasion oder der Metastasierung der Krebszellen in andere Körperteile besteht.

Was sind die konventionellen Behandlungen?

Die herkömmlichen Behandlungen für Immunstörungen können je nach Art, Ursache und Schwere der Erkrankung variieren, sie können jedoch Folgendes umfassen:

Medikamente: Medikamente sind Substanzen, die die Funktion und Reaktion des Immunsystems verändern oder gezielt auf die spezifischen Krankheitserreger oder Zellen abzielen können, die die Erkrankung verursachen. Medikamente können helfen, die Symptome und Komplikationen von Immunstörungen zu verhindern, zu behandeln oder zu kontrollieren, indem sie Entzündungen, Schmerzen, Schwellungen, Juckreiz, Niesen, Husten, Stauungen oder Fieber lindern oder das Wachstum von Bakterien, Viren und Pilzen abtöten oder hemmen oder Parasiten oder durch Zerstörung oder Unterdrückung der Krebszellen. Allerdings können Medikamente Nebenwirkungen oder Wechselwirkungen mit anderen Medikamenten oder Nahrungsergänzungsmitteln haben und möglicherweise nicht die Grundursache des Problems bekämpfen. Zu den häufigsten Medikamenten gegen Immunstörungen gehören Antihistaminika, abschwellende Mittel, Kortikosteroide, nichtsteroidale entzündungshemmende Medikamente (NSAIDs), Antibiotika, Virostatika, Antimykotika, Antiparasitika, Immunsuppressiva, Immunmodulatoren, Biologika oder Chemotherapie.

Inhalatoren: Inhalatoren sind Geräte, die Medikamente direkt in die Lunge abgeben, wo sie auf die Atemwege und das Atmungssystem wirken können. Inhalatoren können bei der Vorbeugung und Behandlung von Immunstörungen, die die Atmung beeinträchtigen, wie Asthma, Allergien oder chronisch obstruktive

Lungenerkrankung (COPD), helfen. Inhalatoren können helfen, Entzündungen, Schwellungen, Schleimproduktion und Krämpfe der Atemwege zu reduzieren und den Luftstrom und die Sauerstoffversorgung der Lunge zu verbessern. Allerdings können Inhalatoren Nebenwirkungen oder Wechselwirkungen mit anderen Medikamenten oder Nahrungsergänzungsmitteln haben und die Ursache des Problems möglicherweise nicht beseitigen. Zu den gebräuchlichsten Inhalatoren bei Immunstörungen gehören Bronchodilatatoren, Kortikosteroide oder Kombinationsinhalatoren.

Injektionen: Injektionen sind Methoden, um Medikamente oder Substanzen über eine Nadel oder eine Spritze in den Körper zu verabreichen. Injektionen können zur Vorbeugung und Behandlung von Immunstörungen beitragen, indem sie das Immunsystem mit den Substanzen versorgen, die es für eine ordnungsgemäße Funktion benötigt, oder indem sie die Funktion und Reaktion des Immunsystems verändern oder indem sie gezielt auf die spezifischen Krankheitserreger oder Zellen einwirken, die die Störung verursachen. Injektionen können helfen, Entzündungen, Schmerzen, Schwellungen, Juckreiz, Niesen, Husten, Stauungen oder Fieber zu lindern, indem sie Bakterien, Viren, Pilze oder Parasiten abtöten oder deren Wachstum hemmen oder indem sie Krebszellen zerstören oder unterdrücken. Allerdings können Injektionen Nebenwirkungen oder Wechselwirkungen mit anderen Medikamenten oder Nahrungsergänzungsmitteln haben und die Ursache des Problems möglicherweise nicht beseitigen. Zu den häufigsten Injektionen bei Immunerkrankungen gehören Impfstoffe, Immunglobuline, Allergenimmuntherapie oder monoklonale Antikörper.

- Chirurgie: Bei einer Operation handelt es sich um einen Eingriff, bei dem Instrumente oder Geräte eingesetzt werden, um einen von einer Immunstörung betroffenen Körperteil zu entfernen, zu reparieren oder zu ersetzen. Eine Operation kann helfen, Immunstörungen vorzubeugen und zu behandeln, indem sie die Ursache des Problems, wie einen Tumor, einen Abszess, eine Zyste oder einen Fremdkörper, entfernt oder das beschädigte oder dysfunktionale Gewebe oder Organ, wie z. B. ein, repariert oder ersetzt Gelenk, ein Hauttransplantat, eine Schilddrüse, eine Bauchspeicheldrüse oder ein Nervensystem. Allerdings kann eine Operation Risiken oder Komplikationen wie Blutungen, Infektionen, Narbenbildung oder Abstoßung mit sich bringen und die eigentliche Ursache des Problems möglicherweise nicht beseitigen. Zu den häufigsten Operationen bei Immunstörungen gehören Exzision, Drainage, Biopsie, Arthroplastik, Hauttransplantation, Thyreoidektomie, Pankreastransplantation oder Neurochirurgie.

Abschluss

Eine Zusammenfassung der wichtigsten Punkte und wichtigsten Erkenntnisse aus dem Buch

Der Körper wird durch das komplexe Netzwerk aus Zellen, Geweben und Organen, aus denen das Immunsystem besteht, vor gefährlichen Eindringlingen wie Bakterien, Viren, Pilzen und Parasiten geschützt. Das Immunsystem hilft auch bei der Regulierung von Entzündungen, die eine normale Reaktion auf Verletzungen oder Infektionen sind. Manchmal kann es jedoch zu Fehlfunktionen des Immunsystems kommen, die zu Problemen wie Allergien, Autoimmunerkrankungen, chronischen Infektionen und Krebs führen können.

Das Buch „How to Boost Immunsystem Naturally" bietet praktische und evidenzbasierte Tipps zur Stärkung des Immunsystems und zur Vorbeugung oder Behandlung dieser Immunstörungen durch eine gesunde und ausgewogene Ernährung, Lebensweise und Nahrungsergänzung. Das Buch behandelt folgende Themen:

Die Rolle und Funktion des Immunsystems und die Faktoren, die seine Leistung und sein Gleichgewicht beeinflussen können.

Die häufigsten Immunerkrankungen, ihre Ursachen, Symptome und Komplikationen und wie sie mit konventionellen und natürlichen Methoden diagnostiziert und behandelt werden können.

Die Lebensmittel, die das Immunsystem stärken können, wie Obst, Gemüse, Nüsse, Samen, Hülsenfrüchte, Vollkornprodukte, Pilze, Kräuter, Gewürze und fermentierte Lebensmittel, sowie die Nährstoffe und Antioxidantien, die sie liefern, wie Vitamin C und Vitamin D , Zink, Selen, Probiotika, Omega-3-Fettsäuren, Curcumin, Quercetin, Bromelain, Echinacea, Knoblauch, Oreganoöl und Astragalus.

Die Lebensmittel, die das Immunsystem schädigen können, wie verarbeitete Lebensmittel, raffinierter Zucker, künstliche Süßstoffe, Transfette, Alkohol und Koffein, und die Entzündungen und der oxidative Stress, die sie verursachen, und wie man sie vermeidet oder einschränkt und wie man sie identifiziert und Beseitigen Sie alle Nahrungsmittelallergene oder -empfindlichkeiten, die Immunstörungen auslösen oder verschlimmern können.

Die Nahrungsergänzungsmittel, die das Immunsystem unterstützen können, wie Vitamin C, Vitamin D, Zink, Selen, Probiotika, Omega-3-Fettsäuren, Curcumin, Quercetin, Bromelain, Echinacea, Knoblauch, Oreganoöl und Astragalus, und wie man sie auswählt, Verwenden und kombinieren Sie sie sicher und effektiv und unter Anleitung eines medizinischen Fachpersonals.

Die Lebensstilfaktoren, die das Immunsystem beeinflussen können, wie Stress, Schlaf, Bewegung und Hygiene, und wie man damit umgeht, um eine optimale Gesundheit des Immunsystems zu gewährleisten, wie zum Beispiel die Suche nach gesunden Wegen, mit Stress umzugehen, ausreichend und qualitativ hochwertigen Schlaf zu bekommen und nach einer moderaten Diät zu schlafen und ausgewogene Trainingsroutine sowie gute Hygienegewohnheiten.

Die natürlichen Heilmittel, die zur Vorbeugung und Behandlung häufiger Immunerkrankungen beitragen können, wie Honig, Ingwer, Kurkuma, Knoblauch, Probiotika und Inhalatoren, und wie man sie richtig und angemessen und bei Bedarf in Verbindung mit herkömmlichen Behandlungen verwendet.

Das Buch **"So stärken Sie das Immunsystem auf natürliche Weise,,** ist ein umfassender und informativer Leitfaden, der jedem helfen kann, der seine Immungesundheit verbessern und häufige Immunerkrankungen verhindern oder behandeln möchte, indem er einem natürlichen und ganzheitlichen Ansatz folgt, der auf wissenschaftlicher Forschung und klinischer Erfahrung basiert. Das Buch ist klar geschrieben Die Sprache ist leicht verständlich und bietet praktische und realistische Ratschläge, Beispiele und Rezepte, die leicht umgesetzt und an die individuellen Bedürfnisse und Vorlieben angepasst werden können.

Sie haben gerade einige natürliche Strategien zur Stärkung Ihres Immunsystems kennengelernt, z. B. gesunde Ernährung, ausreichend Schlaf, regelmäßige Bewegung und Stressbewältigung. Diese Strategien können Ihnen helfen, Infektionen und Krankheiten vorzubeugen oder sie abzuwehren. Aber Wissen reicht nicht aus. Sie müssen Maßnahmen ergreifen und diese Strategien auf Ihr tägliches Leben anwenden.

Hier sind einige Möglichkeiten, wie Sie noch heute mit der Umsetzung dieser natürlichen Strategien beginnen können:

Essen Sie mehr Obst und Gemüse. Sie sind reich an Vitaminen, Mineralien, Antioxidantien und sekundären Pflanzenstoffen, die Ihr Immunsystem stärken können. Versuchen Sie, jeden Tag verschiedene Farben und Arten von Lebensmitteln zu essen. Einige Beispiele sind

Zitrusfrüchte, Beeren, Blattgemüse, Karotten, Brokkoli, Knoblauch und Ingwer.

Stellen Sie sicher, dass Sie jede Nacht sieben bis acht Stunden schlafen. Ihr Immunsystem muss schlafen, um richtig zu funktionieren. Es hilft Ihrem Körper, Zellen zu reparieren und zu regenerieren, Antikörper zu produzieren und Entzündungen zu bekämpfen. Schlafmangel kann Ihre Immunantwort beeinträchtigen und Sie anfälliger für Infektionen machen.

Treiben Sie an fünf Tagen in der Woche mindestens 30 Minuten am Tag mäßig Sport. Sport kann die Durchblutung verbessern, Stress abbauen und Ihre Muskeln und Knochen stärken. Es kann auch Ihr Immunsystem stimulieren, indem es die Aktivität natürlicher Killerzellen und Makrophagen erhöht, die Krankheitserreger und infizierte Zellen zerstören können.

Verwalten Sie Ihren Stresspegel. Stress kann Ihr Immunsystem schwächen, indem er Hormone wie Cortisol und Adrenalin freisetzt, die Ihre Immunzellen unterdrücken und Entzündungen verstärken können. Chronischer Stress kann auch Ihre Stimmung, Ihren

Schlaf, Ihren Appetit und Ihre geistige Gesundheit beeinträchtigen.

Zur Stressbewältigung können Sie Entspannungstechniken wie Meditation, Yoga, Atemübungen oder Hobbys ausprobieren, die Ihnen Spaß machen.

Indem Sie diese natürlichen Strategien befolgen, können Sie Ihr Immunsystem stärken und Ihre Gesundheit schützen. Sie können auch von anderen positiven Ergebnissen profitieren, wie z. B. einer verbesserten Energie, Stimmung und einem besseren Wohlbefinden. Warten Sie nicht länger. Handeln Sie noch heute und überzeugen Sie sich selbst vom Unterschied. Sie haben nichts zu verlieren und alles zu gewinnen. Ihr Immunsystem wird es Ihnen danken.

Eine Liste zusätzlicher Ressourcen und Referenzen zum weiteren Lesen und Lernen

Ein Lifestyle-Aktionsplan zur Stärkung der Abwehrkräfte Ihres Körpers von Dr. J. K. Evans. Dieses Buch bietet praktische Ratschläge und Tipps, wie Sie Ihre Immunität durch Ernährung, Nahrungsergänzungsmittel, Bewegung und Stressbewältigung verbessern können. Sie finden es auf [Amazon] oder [Goodreads].

Vielen Dank, dass Sie dieses Buch gekauft und es bis zum Ende gelesen haben. Ich hoffe, es hat Ihnen gefallen und Sie haben etwas Wertvolles daraus gelernt. Ich freue mich über Ihr Interesse und Ihre Unterstützung für dieses Thema.

Wenn Ihnen dieses Buch gefallen hat, denken Sie bitte darüber nach, eine positive Bewertung auf [Amazon] oder [Goodreads] abzugeben. Ihr Feedback ist für mich und andere potenzielle Leser sehr wichtig. Es wird mir helfen, mein Schreiben zu verbessern und mehr Menschen zu erreichen, die von diesem Buch profitieren können.

Um eine Bewertung abzugeben, können Sie die folgenden Schritte ausführen:

Gehen Sie zur [Amazon]- oder [Goodreads]-Seite dieses Buches.

Wählen Sie die Schaltfläche „Bewertung schreiben" oder „Kundenbewertung schreiben".

Bewerten Sie das Buch mit einem bis fünf Sternen und schreiben Sie einen kurzen Kommentar darüber, was Ihnen an dem Buch gefallen oder nicht gefallen hat.

Reichen Sie Ihre Bewertung ein und teilen Sie sie mit Ihren Freunden und Ihrer Familie.

Vielen Dank für Ihre Zeit und Großzügigkeit. Ich hoffe, Sie haben einen wunderschönen Tag und bleiben gesund und glücklich!